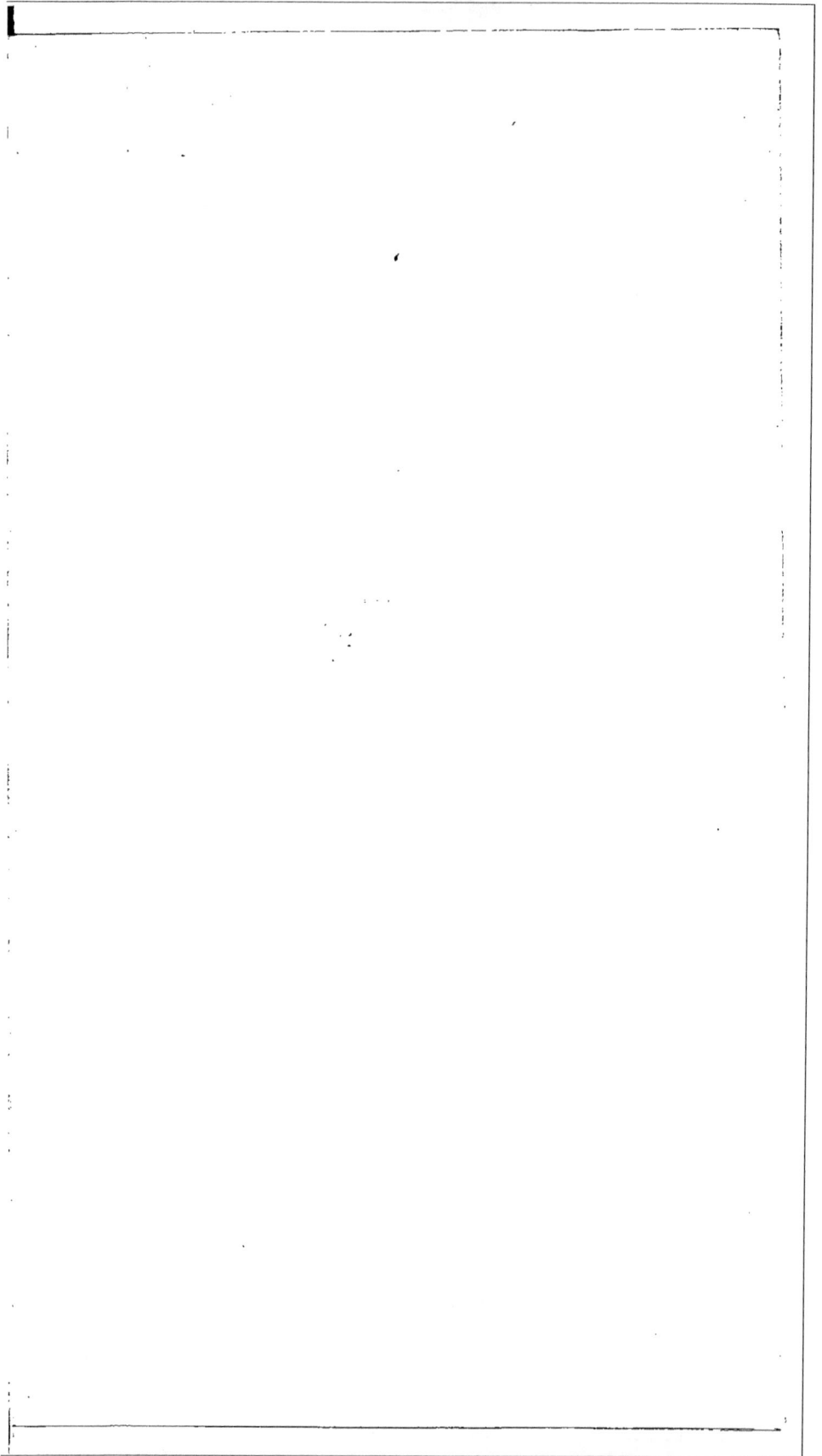

ÉTUDES

SUR

LE SYSTÈME ORGANICO-VITAL

DE L'HOMME ;

Par

Mr J.-G. Muro y Castilla ;

BACHELIER ÈS-SCIENCES ; MEMBRE CORRESPONDANT DES CERCLES
MÉDICAL ET CHIRURGICAL DE MONTPELLIER ; LICENCIÉ EN
CHIRURGIE ET DOCTEUR MÉDECIN DE LA FACULTÉ DE MÉDE-
CINE DE LA MÊME VILLE, etc.

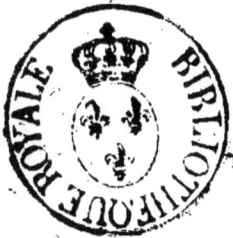

> La Médecine, comme la philosophie, est la
> science des âmes indépendantes.
> (DUMAS, *Disc. sur les pr. fut. de la sci. de l'h.*)

A MONTPELLIER ,

Chez AUGUSTE RICARD, seul Imprimeur de la Préfecture
et de la Mairie, place d'Encivade, n° 3.

1830.

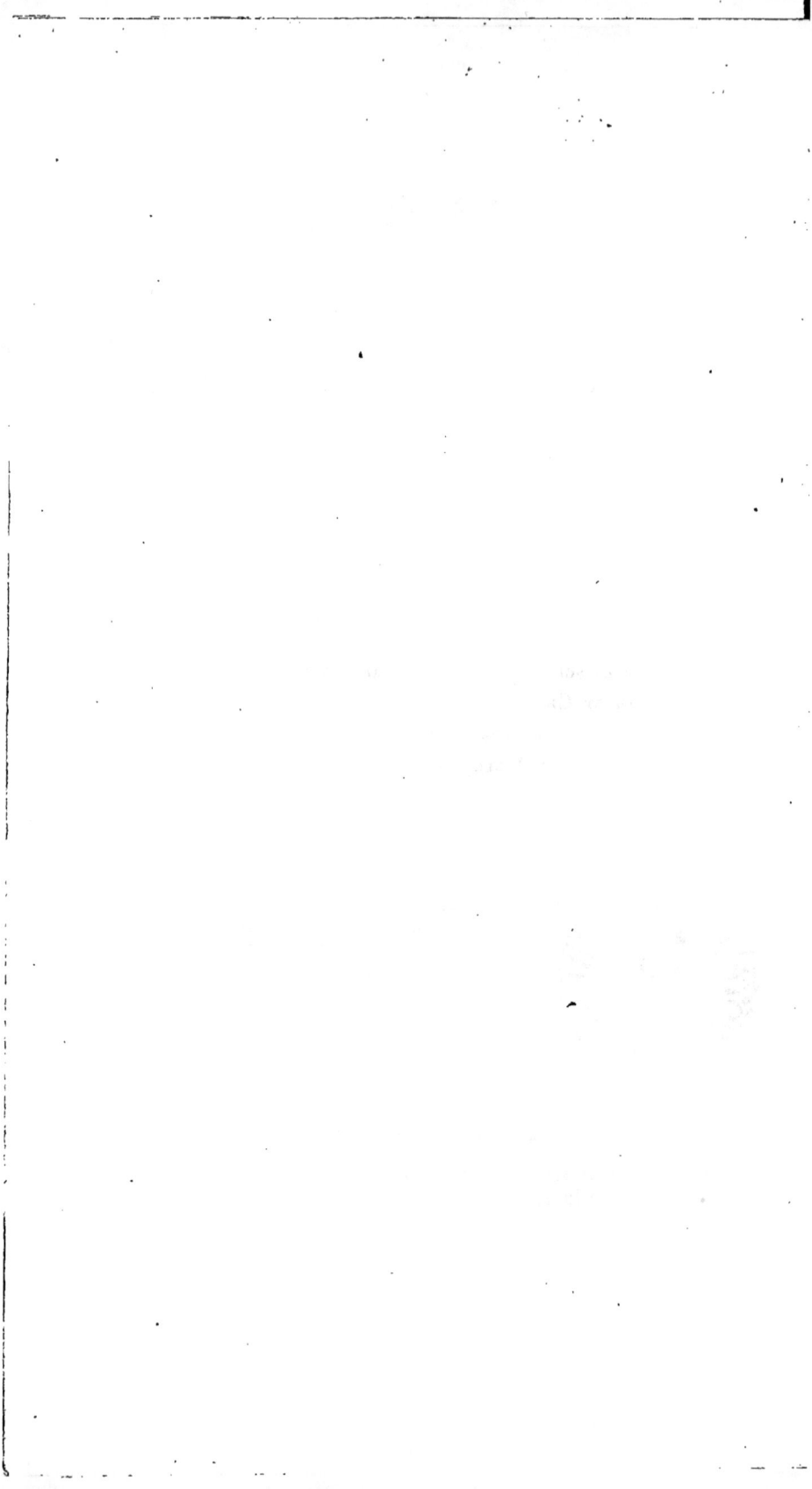

A el mejor de los Padres

y

A la mas tierna y virtuosa de las Madres.

Dedicaros un trabajo tant débil, comparado con lo mucho que os debo, no es seguramente pagaros qual mereceis. No es tal mi creencia. Haceros conocer por palabras los sentimientos profundos del vivo agradecimiento que en mi hicieron nacer vuestros costosos sacrificios en mi carrera, no es posible á ser humano, ni lenguage alguno hay en el universo bastante rico para dar una fiel descripcion de lo que ellos son en sí. Publicar el modo de conduciros con respecto á mí, y hacer entender á quanto es capaz de concebir, lo que puede hacer un tierno Padre y lo mas aun que habeis hecho por vuestro hijo, nada ciertamente es mas justo: y el no hacerlo ver notoriamente seria la mas criminal de todas las acciones, la mas negra de todas las faltas, y la prueba mas grande de la mas infame ingratitud.

Así pues ¡ quan ampliamente cumplisteis con los deberes á que la naturaleza os sujetó ! ¡ Quan atrás dexasteis los límites de las obligaciones que, en el hecho de ser Padres, os hizo contraer ! Y ¡ como, cegados por el mas tierno amor paternal habeis despreciado ó desconocido estos términos arrastrados tan solo por el ardiente deseo de mi felizidad ! Me procreasteis por llenar la tacha que el Ser Eterno os habia impuesto; me educasteis mas ricamente por cierto de lo que debiais al fruto de vuestras entrañas y no creisteis todavia haber hecho bastante: os considerasteis padres y ciudadanos y llenasteis un doble objeto consagrando mi existencia al estudio de una ciencia respetable que solo desprecia el ignorante, porque desconoce su sublimidad: de este modo procurasteis hacerme útil á mis semejantes. Acciones tales, proceder tant honrroso, fines tan laudables ¿ os hacen acreedores tan solo á mi reconocimiento ? No por cierto. Toda la sociedad os lo debe como yo, por que es al alivio de las dolencias que asaltan á los miembros que la componen que destinasteis los dias de vuestro hijo. ¡ Que los hombres pues os concedan este agradecimiento que tan justamente mereceis !

Nada evitasteis, Padres mios, de quanto creisteis útil á mi instruccion, nada me negasteis de quanto creisteis capaz de engrandecer la esfera de mis conocimientos, haciendo llover sobre mi un diluvio de pruebas de lo mucho que me amais. Y ¡¡¡ quien os llevó á praticar acciones semejantes !!! el mas extremado cariño, la mas grande terneza que corazon de Padres abrigó jamás. Permitid que os manifieste que si grande fué la extension de vuestras bondades, grandísimo es también mi reconocimiento, si fuisteis los mejores Padres para conmigo, al tiempo confio el atestiguar por pruebas irrefragables que en mi habeis hallado el mejor de los hijos. Básteme deciros hoy que el fruto de todas mis penas y trabajos será consagrado por mi amor, á aliviaros en el otoño de vuestra edad. ¡ Débil recompensa, bien lo sé, de lo mucho que os debo ! El Cielo os prolongue la vida tanto, quanto necessitaria yo para satisfacer tan sagrada deuda, asi como os la ha prolongado hasta llegar á ver el dia venturoso á donde á costa de tanto sacrificio habeis conducido á vuestro reconocido y respetuoso hijo.

A MIS HERMANOS,

CARLOS y PEPITA, PASCUAL y VICTORIANO.

Si el reunir vuestros nombres á la cabeza de este escrito, es para probaros que os tengo presentes en mi corazon, el dedicaroslo tambien á vosotros, es para dar un testimonio al público de lo mucho que os quiero, y para prometeros á la faz del mundo la eternidad é inalterabilidad de mi amor.

A Dⁿ JAYME SALVÁ,

Profesor y Director del Real Colegio de Medecina, Cirujía y Farmacia de la Capital de Navarra.

Homenage rendido á su extendida erudicion.

J.-Gerónimo MURO.

AVANT-PROPOS

Le *système organico-vital de l'homme va faire l'objet exclusif de nos études ; nous disons exclusif, parce que nous avons l'intention formelle de ne pas nous occuper des facultés morales et intellectuelles confiées à un principe immatériel que la raison proclame, dont les faits démontrent l'existence, et par lequel l'homme, ce fils aîné de la création, se distinguant des animaux* (1), *est fait à la ressemblance de Dieu. Laissant donc à l'âme toutes ses prérogatives, nous avertissons que tout ce que nous énoncerons dans ce travail ne se rapportera qu'aux actions organico-vitales* (2) *proprement dites, sur*

---

(1) *L'homme seul possède le sentiment moral, et celui d'une cause divine. Il est, par conséquent, le seul être capable de s'observer lui-même et de contempler le spectacle de l'Univers.*

(2) *Que si je ne fais mention que de l'organisation, c'est que l'organisation seule me regarde, et que moi, Médecin praticien, je n'ai que faire de tout ce qui ne dépend pas de l'organisation ; qu'elle seule peut être bien portante ou malade, attendu qu'un être immatériel, immortel, ne peut être ni bien portant, ni malade, parce que, pour qu'il pût être malade, c'est-à-dire susceptible d'altération, de décomposition et même de mort, il faudrait qu'il fût composé, etc., ce qui est contradictoire et*

lesquelles les opinions des Médecins ont toujours été libres, et desquelles ils ont, sans contrainte et dans tous les temps, dit tout ce qu'ils ont pensé.

Après cette déclaration sincère de ma part, je vais essayer d'expliquer les phénomènes merveilleux qui se passent dans l'économie animale. Cette explication, la plus ardue, la plus scabreuse, on peut le dire, de toute l'anthropologie, a été l'écueil contre lequel sont venus se briser tous les systèmes de nos devanciers. Serai-je plus heureux qu'eux? Je l'ignore. Tout ce que nous pouvons assurer, c'est que pour résoudre ce problème encore tout hérissé de difficultés, nous tiendrons une marche diamétralement opposée. Ils ont dogmatisé, et nous observerons; ils ont débité des lois, nous formerons des inductions; ils n'ont écouté que leur imagination, nous nous livrerons à une étude approfondie de l'organisme; ils ont créé des doctrines, nous serons passif historien des faits que nous montrera l'observation. Cette manière de procéder, qui nous paraît la plus logique, et partant la plus propre à nous faire embrasser la vérité, seul but vers lequel tendent tous nos efforts, servira, nous osons l'espérer, d'excuse à notre témérité.

---

absurde. Ainsi, ce que l'on nomme improprement maladies de l'âme, maladies de l'esprit, ne peuvent être que des altérations des organes chargés de manifester l'âme ou l'esprit, parce que ces organes seuls sont altérables. (Rostan, Méd. cliniq.)

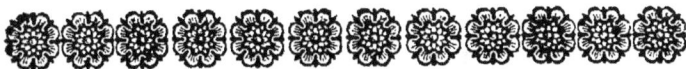

ÉTUDES

SUR

LE SYSTÈME ORGANICO-VITAL

DE L'HOMME.

SECTION PREMIÈRE.

QUELQUES CONSIDÉRATIONS SUR LA VIE.

« L'origine des corps vivans, dit M. Rolando (1),
et plus encore leur fin, c'est-à-dire la mort, ont
dû, dans tous les temps, faire une forte impression sur les hommes même les plus ignorans ;
aussi n'ont-ils pas tardé à s'apercevoir qu'ils jouis-
saient d'un mode d'existence par lequel ils se dis-
tinguent aisément d'une foule d'autres corps. »

Cette manière d'exister est ce qu'on appelle la
vie. Mais qu'est-ce que la vie ? Voilà le nœud

---

(1) Inductions physiol. et pathol., etc., par Rolando,
trad. de l'italien, par MM. Jourdan et Boisseau, p. 27.

gordien offert à l'esprit des Physiologistes. Notre intention n'est pas d'examiner successivement la manière dont ils l'ont délié. Qu'il nous suffise de dire qu'on a cherché cette définition dans des considérations abstraites où l'on s'est perdu, et que, désespérant de la trouver, on s'est jeté dans des négations, et l'on a dit : « La vie est l'ensemble des fonctions qui résistent à la mort. » (Bichat.) Cette définition renferme deux idées contradictoires. *La vie*, dit l'auteur célèbre qui nous l'a donnée, *est un ensemble de fonctions*. Elle n'est donc plus une force, une inspiration particulière, une cause abstraite, c'est un ensemble de faits. Mais.... *qui résiste à la mort ?* Voilà une autre chose. Ces expressions indiquent un effort spécial, une spontanéité, une action propre, une liberté. Pourquoi Bichat, suivant sa première idée, n'a-t-il pas dit comme Buisson, qui était plus conséquent que lui, que la vie est le mode d'existence des êtres organisés. Les discussions pénibles des Physiologistes sur cet état, pris en lui-même, proviennent toutes des différentes idées qu'on y a attachées. Chez les uns, il désigne un être de raison principe unique de toutes les fonctions que présentent les corps vivans ; chez d'autres, il désigne seulement l'ensemble de ces fonctions.

Livrons-nous quelques instans à l'examen de ces deux opinions qui règnent d'une manière tyrannique dans le monde médical.

CHAPITRE PREMIER.

1° *Toutes les fonctions que présentent les corps vivans ,
sont-elles dues à un principe unique?*

Quelque grands , quelque infatigables qu'aient
été les efforts des observateurs , la cause des phénomènes organico-vitaux a constamment échappé
à leur examen. De cette ignorance sont nés mille
systèmes divers qui tous ont plus contribué à la
célébrité de leurs auteurs qu'à l'avancement de
la science.

A. *Spiritualisme.* Frappés de la différence qui
existe dans un corps en tant que vivant ou privé
de la vie , les premiers Philosophes empruntèrent
aux corps environnans l'idée d'un souffle , d'un
esprit , *pneuma* (1) , *aer , spiritus.* Ils le placèrent
dans le sein de l'homme ; ils l'infusèrent dans tous

---

(1) Athénée , d'Attalie , en Cilicie , qui peut être regardé comme le fondateur de l'*école pneumatique ,* sup-
posait que la plupart des maladies surviennent quand
l'esprit souffre ou reçoit quelque atteinte. Déjà Platon avait
admis l'existence de cette substance aérienne , appelée
pneuma , dont Aristote donna plus tard une idée plus
précise , en décrivant le mécanisme au moyen duquel
elle s'introduit dans le système sanguin, en passant au
travers des voies pulmonaires. Érasistrate et ses disci-
ples avaient également accordé au *pneuma* un rôle important dans l'économie animale.

ses organes, et ce fut de lui qu'ils firent procéder le mouvement et la vie.

B. *Animisme*. Persuadés que l'homme était doué d'un principe intelligent et immatériel, Fernel, Houlier, Perrault, Stahl surtout, lui confièrent exclusivement la direction du corps. Ces auteurs le considéraient comme un être abstrait des organes, commandant d'une manière impérieuse leurs mouvemens indépendamment de toute influence extérieure, pouvant même s'opposer à leur action et guérir de son chef les maladies. Mais comme l'âme n'a pour objet que des actes moraux et intellectuels, on chercha dans une autre source la cause des mouvemens spontanés de l'homme. De là naquit un autre système qui eut pour base un principe inconnu, distinct de l'âme, purement hypothétique, et cependant ayant une existence tout aussi réelle. Cette opinion a constitué proprement ce qu'on a appelé le vitalisme.

C. *Vitalisme*. Barthez, qui peut être considéré comme le chef de cette doctrine, nous parle *du principe vital* comme d'un principe essentiellement actif, dirigeant en conséquence toutes les opérations de nos organes, et le fesant de son propre chef sans y être poussé par aucune détermination étrangère. Ce principe, enfin, selon cet auteur illustre, est autocrate dans toute la force du terme, comme celui des animistes.

D. *Brownisme.* A peu près dans le même temps, Brown créa son *excitabilité*, une, générale, identique, commandant à tout ce qui s'exécute dans l'économie ; les organes ne sont que les instrumens de ses déterminations. Cela ressemble fort au principe vital de Barthez ; il y a cependant cette différence que l'excitabilité n'a point la faculté d'agir automatiquement ; son activité est conditionnelle et a besoin des agens extérieurs. La présence de ces agens lui est même tellement nécessaire, que la vie en dépend, et que, sans leur influence, la mort aurait lieu.

E. *Force d'affinité vitale* (Rullier). *Chimie vivante* (Broussais). Les combinaisons matérielles spécifiques que présentent les corps en tant que vivans, sont, d'après ces Physiologistes, dus à cette force. Selon eux, elle anime tous les organes, et préexiste même à la sensibilité et à la motilité, puisqu'elle forme primitivement les parties.

F. *Polarité.* Ce système, connu sous le nom de *philosophie de la Nature,* émane de la philosophie de Kant, de Kœnisberg, et plus immédiatement de celle de Schelling.

Soumettre le corps humain aux mêmes lois qui régissent tous les corps qui constituent l'Univers, est une idée très-belle et surtout très-séduisante ; mais peut-on la réaliser? C'est ce que nous examinerons plus tard. Bornons-nous, pour le moment, à poser les dogmes fondamentaux de cette théorie.

La cause ou force primitive de tous les phénomènes naturels réside dans l'*attraction* et la *répulsion :* elle se distingue donc en deux forces primitives auxquelles on a donné le nom de polaires, l'une *attractive*, l'autre *répulsive*.

G. *Forces vitales*. Frappés des actions que l'on remarque dans l'homme, actions qui sont très-nombreuses et presque aussi diverses que les organes, plusieurs Médecins abandonnèrent l'idée d'un principe unique, insuffisant pour les expliquer toutes, et établirent dans l'économie autant de puissances ou forces actives qu'ils observaient de différences dans les phénomènes vitalo-organiques (1).

Tels sont les principaux systèmes à l'aide desquels on a cru pouvoir expliquer les diverses fonctions de l'économie animale ; mais toutes ces explications sont également insuffisantes, également dangereuses. Tâchons de le prouver.

Pleins de confiance en leurs talens et en leur génie, les premiers Philosophes se bornèrent à

---

(1) Il aurait été peut-être convenable d'énoncer, dans un chapitre séparé, l'opinion de ceux qui admettent plusieurs forces pour expliquer les actions organico-vitales ; mais l'existence de ces forces n'étant aussi que de pures abstractions, nous avons dû les comprendre dans le même chapitre.

la spéculation. Stériles en faits, tous prirent la route des *causalités* pour expliquer les phènomènes que présentent les corps vivans. Mais, comme Reil en a fait la judicieuse remarque, nous serions bientôt au terme de nos recherches, si nous avions recours à l'influence des principes immatériels pour trouver la raison suffisante des phénomènes de la vie. Le savant Sprengel croit même pouvoir prouver, l'histoire à la main, que l'introduction de substances spirituelles dans la physiologie, est véritablement le tombeau de toutes les explications raisonnables.

On ne peut pas, on ne doit pas, en effet, commencer par ce que l'on ne voit point pour arriver à ce que l'on voit. La science de l'homme surtout exige, plus que toute autre, qu'on aille du connu à l'inconnu. En employant un procédé contraire, l'imagination a mis, comme cela lui arrive presque toujours, des créations à la place de ce qui est, et a donné des suppositions pour des réalités. Il faut en convenir : jamais manière plus commode de procéder ne s'est offerte à l'esprit impatient des humains. Des phénomènes nous apparaissent : les observer exige une connaissance de détails infinie, une constance et une sagacité dont peu de personnes sont douées ; donnez-leur un principe d'action, et dès-lors tout s'explique ; vous êtes débarrassé des entraves ; vous n'avez plus besoin d'observer ; tous vos travaux sont

finis et les difficultés tranchées : or , voilà précisément ce qu'ont fait tous les auteurs des théories qui vont devenir le sujet de nos réflexions.

En infusant dans les organes de l'homme un
principe qu'ils ne connaissaient pas, ni qu'ils
ne pouvaient connaître , les spiritualistes n'ont
pas fait autre chose que de réaliser les mouvemens de ses organes , et donner aux effets leur
propre existence pour cause.

Le système des animistes est évidemment faux,
erroné , inadmissible , car d'une part l'âme , en
sa qualité de principe raisonnable , ne peut commander que des actes raisonnables. Cependant
l'homme en émet souvent qui sont bien loin d'être
le produit de la raison. D'un autre côté , nous
savons que tous les phénomènes organiques proprement dits sont non-seulement indépendans de
notre volonté , se manifestent irrésistiblement en
nous , mais sont encore produits sans qu'on le
sente. Enfin , tous les bons observateurs ont vu
que , dans l'état de maladie , il y a beaucoup
de mouvemens organiques qui tendent à la destruction de l'être , et que l'âme essentiellement
intelligente et raisonnable ne devrait point vouloir.

Placée entre deux impossibilités qu'elle ne pouvait méconnaître , j'entends parler du *spiritualisme* et du *matérialisme* , la physiologie , dans
un de ces momens où la timidité donne de l'esprit,
s'avisa de composer avec l'une et avec l'autre,

et de là naquit une doctrine bâtarde, *le vita-lisme*, qui créa une prétendue spiritualité, un je ne sais quoi qu'elle appelle *principe vital.*

On nous dit que ce principe est général. Alors répandu dans toutes les parties sans exception, il régit tout, fait tout exécuter et est enfin l'agent unique de tous les phénomènes dont les organes ne sont que les simples instrumens. Mais si ce principe est partout identique, tous les mouvemens, tous les actes auxquels il donne lieu doivent être semblables, ou plutôt il n'y en aura qu'un seul qui sera répété dans toutes les parties. Une même cause ne peut point produire des effets dissemblables. Les uns ou les autres ne seraient plus dans sa nature. Ici peut-être objectera-t-on que la structure des organes, différente dans chacun d'eux, doit faire varier les résultats. Mais nous ferons observer que cette différence de structure, sur laquelle les vitalistes rejettent la différence des résultats, est elle-même une objection à leur principe. Car s'il est vrai que ce principe soit l'agent général de tous les actes et de toutes les fonctions, il dirige donc aussi ceux qui sont relatifs à la nutrition et aux formes qu'elle prend. Dans ce cas, comment le *principe vital* étant unique, a-t-il donc établi une différence d'organisation dans chaque partie? pourquoi étant partout susceptible des mêmes influences, les a-t-il cependant autant variées? Mais ce qui a le plus de droit à notre étonnement, c'est que, sans autre motif que celui de son caprice, ce principe ait pu créer Ritta-Christina et tant d'autres monstres moins intéressans peut-être, mais non moins bizarres. Il faut en convenir, ce principe est bien fantasque.

Avec un principe aussi étendu comment expliquer les maladies locales? Il semble rationnel de penser que, quoique tous les endroits où il est répandu ne puissent être exposés à la fois aux causes qui sont susceptibles d'agir sur lui, cependant, quelle que soit la partie atteinte, dès que le principe y est affecté, il doit l'être partout; d'où l'on pourrait conclure que toutes les maladies doivent être générales, et qu'une seule affection locale est impossible par la nature même des choses. L'observation prouve le contraire.

Enfin, on nous dit que le principe de la vie est un principe actif. Pour apprécier convenablement la valeur de cette assertion, il faut, avant tout, déterminer avec précision ce que c'est que l'activité, ce que c'est qu'un principe réellement actif. Or, pour peu qu'on y réfléchisse, on verra qu'il n'y a de réellement actif que ce qui contient en soi-même le principe de son action, et n'est point obligé de la recevoir d'ailleurs; que ce qui peut à son gré, et sans avoir besoin d'une impulsion étrangère, agir ou ne pas agir, commencer, continuer ou suspendre son action ; que , par conséquent , il n'y a d'actif que ce qui est libre et a conscience de sa liberté. Cela posé, peut-on dire qu'il existe un principe semblable et distinct de l'âme dans la matière vivante ? Qu'on ne vienne donc plus nous parler de cette activité imaginaire du principe vital, qui n'a d'existence que dans les mots qui servent à l'exprimer.

Ce que nous venons de dire du principe vital, nous pouvons le dire également de ces forces vitales , admises par plusieurs Physiologistes , même contemporains , forces qui ont l'inconvénient d'introduire, dans le domaine de la science, une foule de principes , d'esprits ou d'êtres de raison qui n'ont aucune existence réelle. Car , dirai-je à ces Physiologistes : si vous croyez à leur réalité, dites-nous clairement ce que c'est et où vous les placez. Sont-elles attachées aux organes , soumises aux lois qui régissent les organes ? Alors ce ne sont plus des forces actives , ce sont les phénomènes organico-vitaux eux-mêmes , liés entr'eux par des lois dont il leur est impossible de s'affranchir. Sont-elles hors des organes ? Alors ce ne peut être que la volonté elle-même ; mais si c'est la volonté , que devient cette prétendue activité vitale que vous nous donnez comme distincte de la volonté ?

Quelque courtes que soient ces réflexions, elles nous paraissent néanmoins suffisantes pour faire

2

sentir que ces dénominations de forces ont de graves inconvéniens qu'il faut sans cesse redouter, surtout en physiologie, où il est si difficile de ne pas voir des forces agissant d'une manière ana-logue à celle de notre volonté et de notre intel-ligence. En nous servant de la désignation parti-culière de la force quelle qu'elle puisse être, nous sommes entraînés à ne plus considérer que ce qui nous échappera toujours, et non le phéno-mène. Nous avons beau nous répéter qu'on ne voit l'une que dans l'autre, nous l'oublions plus d'une fois : nous avons détourné nos yeux du seul point lumineux pour les porter sur des points obscurs ; bientôt perdus dans les ténèbres, nous invoquons notre imagination, nous fesons de ces forces des êtres réels, nous expliquons leur jeu par des affections semblables à celles de notre âme, la seule chose dont nous connaissions réelle-ment le mode général d'action. Les esprits les plus sévères n'échappent point à ce piége, que les lan-gues favorisent et consacrent.

Galien va nous montrer tous les abus contre lesquels nous osons nous élever. Il rendait raison de tous les phénomènes qui se passent dans le corps vivant par des forces occultes : une force attractive saisissait les alimens, une force digestive les préparait dans l'estomac, une force nutritive les employait à la nutrition du corps, une force auctrice les fesait servir à l'accroissement des parties , une force motrice décidait les mouvemens des muscles , une autre en augmentait le volume , une troisième les contractait ; une force retentrice résistait à l'expulsion de matières que la force expulsive procurait.

Il est évident que cette manière de philosopher avait détruit la physiologie , et , ce qui était même plus fâcheux , s'opposait à tout progrès ultérieur de la science. Cette méthode détournait l'esprit du tableau des phénomènes eux-mêmes , pour le perdre dans de vaines abstractions avec lesquelles il peut se jouer à son gré ; et alors même que l'on ne réalise pas les noms des forces , ces expressions n'en sont pas moins dangereuses ; elles distraisent l'esprit , comme nous venons de le dire , de l'observation et de la comparaison analytique des phénomènes , seule source de vérité , pour le perdre dans des idées générales , comme on peut s'en convaincre en lisant certains ouvrages de physiologie.

On nous dira peut-être qu'il est très-facile d'éviter le danger que nous reprochons aux dénominations abstraites des forces , et que l'on peut s'en servir sans crainte , y ayant très-peu de mal dans toutes ces suppositions qui ne changent rien aux phénomènes eux-mêmes. Les exemples nombreux des erreurs inséparables de cette manière de procéder , que nous trouvons consignés dans les annales de la science , et dont nous pouvons être tous les jours les témoins, prouvent tout le contraire : je ne crains pas de le dire, la manie de chercher les causes, de croire les avoir trouvées dans les considérations abstraites, est la plus grande maladie de l'esprit humain, celle à laquelle se rattachent toutes les autres, celle qui a été l'origine de tous les systèmes, de toutes les erreurs, tant des Anciens que des Modernes, des hommes du plus grand génie, comme des individus les plus bornés.

Qu'on n'oppose point à nos craintes sur le danger des dénominations *des forces* en physiologie, l'usage innocent que l'on en fait dans les sciences physiques. Ici les abstractions réalisées sont moins à redouter ; elles ne sont point favorisées par l'obscurité du sujet, et par la nature même des phénomènes.

Le langage de la physique est plus simple par lui-même que le langage de la physiologie ; il est beaucoup moins susceptible d'erreur, et la sévérité de la science permet une certaine indulgence dans le langage ; mais il n'en est pas de même dans l'étude de la vie, la même indulgence lui serait très-funeste.

L'impossibilité d'expliquer, soit par le principe vital, soit par les forces vitales, les actions nombreuses et variées qui se manifestent dans l'économie, fit naître une idée intermédiaire, et cette idée remonte à Van-Helmont. Ne concevant pas qu'un ou même plusieurs principes pussent diriger autant de mouvemens divers, s'accommoder à tant d'actes qui, souvent opposés entr'eux dans la manière dont ils s'exécutent, paraissent se repousser les uns les autres ; concevant encore moins qu'un principe vital régulateur de tous ces actes pût se transformer comme ces actes, changer son mode et ses influences, le Médecin belge que nous venons de citer supposa d'abord l'existence d'un *archée suprême général*, universellement répandu dans toute l'économie, et lui donna pour subdélégués dans chaque organe un nombre indéterminé d'autres archées, auxquels il accorda des attributions plus ou moins étendues. Quelques Physiologistes, et Barthez surtout, soutiennent encore cette opinion ; ils n'ont fait que changer les expressions (1) ; mais ces hommes savans,

---

(1) Barthez a admis, indépendamment de son principe vital, un ordre de causes secondaires auxquelles il a donné le nom de *forces, puissances, facultés*, qui sont parfaitement synonymes (voy. son disc. prélim., pag. 7). Maintenant, qu'est-ce qu'une force, une puissance, une faculté ? Barthez va lui-même nous l'apprendre (note sur le chap. 1er, pag. 12) : « L'imagination qui voit tous les changemens comme dépendans d'une action ou d'un mouvement, rapporte cette liaison intime à l'idée d'un pouvoir nécessaire qui réside dans le phénomène antérieur, et qui agit pour produire le phénomène immédiatement suivant. Cette puissance est donc une fiction de l'imagination. » Voilà à peu près

pour lesquels n'existe point de profondeur où ils ne puissent descendre, voudront bien nous enseigner comment a lieu toute cette subordination de choses vraiment merveilleuses. Jusqu'à cette révélation, l'existence simultanée de tant d'objets dans les mêmes endroits sera toujours pour nous un mystère.

le système dogmatique que Barthez a adopté pour gouverner et expliquer l'homme. D'abord c'est une *supposition*, le principe vital, qui commande en chef, ensuite d'autres *suppositions* qui sont les forces motrices et les forces sensitives ; enfin, des *suppositions* d'un ordre inférieur, sans compter *les arrières suppositions.*

« Comment concevoir, dit M. Sigaud (voy. l'Asclépiade, journal de méd., chirur., pharm., t. 1er, n° 2), qu'un homme comme Barthez ait passé 40 ans de sa vie à étudier 14 heures par jour pour établir un système fondé sur tant de suppositions, et qu'en tête de tant de suppositions, il ait établi un *principe vital*, tantôt indivisible et quelquefois divisible, tantôt abstraction, concept, inconnu, fiction de l'imagination, tantôt personnifié, possédant des sentimens affectueux ou sympathiques et des sentimens d'antipathie, ayant dans certains cas une volonté ferme et bien prononcée, d'autres fois se laissant conduire par l'instinct comme un petit enfant, ayant en sa puissance des forces actives et des forces passives pour imprimer et déterminer des impressions profondes ou légères aux fluides comme aux solides, tantôt dictant des lois à l'économie animale, tantôt, enfin, obéissant en esclave aux lois primordiales. »

Si, en effet, l'archée suprême et général tient
toutes les places et toutes les parties, il ne peut
y avoir d'autres archées. Si ceux-ci, au contraire, existent et occupent tous les organes,
l'archée général n'existe pas : une telle associa-
tion nous paraît impossible. Et, dans le cas
contraire, nous demanderions dans quel rapport seront tous ces archées ou principes ? Seront-ils séparés ? Seront-ils confondus ? Auquel
obéira l'organe ? Et en supposant que l'on levât
ces difficultés, on me permettrait encore quelques
questions : ainsi, je demanderais quel est le mode
de relation qui existe entre ces archées primitif
et secondaires ? Par quels moyens ils s'abouchent
et communiquent réciproquement leurs déterminations ? Comment une détermination générale
devient particulière dans un principe de cette
nature, et, *vice versâ*, comment une affection
d'un des principes particuliers passe dans un principe général ? Tout cela serait une physiologie
transcendante que le Médecin ne pourrait ignorer,
au risque de ne plus pouvoir rien connaître ni
expliquer dans l'économie, puisque la théorie des
faits résulte de celle des causes qui les produisent. Disons donc que les systèmes qui viennent
d'être soumis à nos réflexions sont opposés à
tous les faits : ils sont même si chimériques,
que nous ne pouvons concevoir comment ils ont
pu se propager. Espérons qu'une physiologie

plus sévère bannira de son langage les mots abstraits de *principe vital*, de *force vitale*, d'*archée suprême*, d'*archées subalternes*, de *forces vitales*, de *puissances*, de *forces assimilatrice*, *digestive*, *sensitive*, *motrice*, *circulatoire*, *sécrétoire*, *médicatrice*, *génératrice*, etc. Toutes ces expressions ont plus de danger qu'on ne pense, surtout en physiologie ; elles ne signifient rien par elles-mêmes ; elles ne sont que les signes représentatifs des faits, et elles ne peuvent jamais être qu'une conception de notre esprit, un résultat de notre raisonnement, une supposition, une hypothèse.

Quand on examine superficiellement le système de Brown, tout se conçoit, tout se déduit ; mais lorsqu'on pénètre plus profondément, on s'aperçoit sans peine qu'il y a une circonstance plus difficile à comprendre et à expliquer. Il nous paraît impossible, en effet, de pouvoir faire dépendre tous les phénomènes physiques, chimiques, mécaniques et organico-vitaux, d'une propriété telle que l'*incitabilité*, comme elle a été présentée par le Docteur écossais. Bien plus, c'est que, selon cet auteur, les fonctions intellectuelles sont, ainsi que toutes les autres, le résultat de l'activité de ce principe. Ce principe est donc rationnel ? Mais s'il est rationnel, comment est-il déterminé nécessairement par les influences extérieures ? On sait, à n'en pas douter, que nous avons la faculté d'agir indépendamment de ces influences, et même dans un sens qui leur est opposé.

On ne peut donc expliquer le système de Brown qu'en disant qu'il a regardé les opérations intellectuelles comme le résultat d'actes attachés à des organes que régit également son incitabilité générale ; mais il devait nous le dire, et alors nous l'aurions prié de nous apprendre dans quel rapport il croyait qu'étaient ensemble les actes nutritifs et ceux de l'intellect, le principe de tous ces actes, et les organes dans le sein desquels il le répandait, etc., etc. Sous le rapport des faits, ce système est idéal, erroné : il a dû nécessairement tomber, car la vérité a plus d'empire que les plus sublimes raisonnemens fondés sur des hypothèses.

S'il faut en croire les fauteurs de la polarité, la matière n'est que le résultat du conflit des forces se rencontrant dans l'espace. Mais une objection fondamentale à leur faire sur cette cause primitive des phénomènes que nous observons dans les corps naturels, c'est que les forces ne sont que des inductions que notre esprit a tirées du spectacle des corps. Or, nous ne pourrons jamais concevoir qu'on puisse établir l'existence des forces avant celle des corps. Dans l'impossible de trouver dans les deux forces primitives, l'*attractive* et la *répulsive*, la raison suffisante de

tous les phénomènes vitalo-organiques, les pola-
ristes ont été obligés d'admettre une foule de
forces secondaires : ont-ils réussi ? nous ne le
pensons pas. En effet, décrire des forces en action pour produire les phènomènes, n'est pas
décrire les phénomènes eux-mêmes, et celui qui
fait jouer des forces est obligé de les faire agir
d'une manière conforme à l'idée qu'il en a donnée
en les fesant connaître. Or, c'est, comme le dit
Broussais, un narrateur intéressé, nécessairement
partial, et dont le récit est suspect à tous les
esprits sévères ; aussi voyez ce qui leur arrive :
déjà plusieurs avouent qu'une distance incom-
mensurable sépare les corps organiques des êtres
organisés.

On les entend aussi déclarer, avec une louable
candeur, que la comparaison qu'ils ont faite de
la physique et de la chimie des corps organisés
ne repose que sur des approximations, et qu'il
n'y a nul espoir d'en démontrer un jour la
parfaite identité.

Ainsi, soit par leurs propres aveux, soit par
l'examen sévère de leurs principes, nous avons la
certitude que leur doctrine repose sur des bases
purement hypothétiques, et par conséquent pré-
caires.

Sentant toute l'insuffisance des divers systèmes
que nous venons d'examiner pour expliquer les
phénomènes organico-vitaux ; soutenant qu'il était

inutile d'aller chercher, dans les corps étrangers à l'homme, le principe de sa vie et de ses actions, principe purement hypothétique, je le répète, puisqu'il n'a jamais été donné à personne de l'apercevoir ; soutenant en outre que, si l'on en attribuait un à l'homme, il fallait en accorder un aussi à tous les êtres animés, que dis-je ? à chacune même de leurs parties, des Physiologistes posèrent en principe que la vie n'était que l'ensemble des fonctions, ou, en d'autres termes, le résultat seulement et le produit de l'organisation. L'examen de cette importante question va faire le sujet du chapitre suivant.

CHAPITRE DEUXIÈME.

Peut-on considérer la vie dans l'ensemble des fonctions, c'est-à-dire comme le résultat seulement et le produit de l'organisation ?

Ici encore nous allons trouver une grande dissidence d'opinions parmi les Philosophes ou les Médecins qui se sont crus fondés à ne considérer la vie que comme le résultat du jeu mutuel des organes. Ainsi, on a prétendu expliquer les phénomènes que nous présente le corps en tant que vivant, tantôt par l'*automatisme corpusculaire*, tantôt par l'*élasticisme*, tantôt par l'*irritabilisme*, tantôt par le *nervisme*, tantôt par l'*hydraulisme*, tantôt par le *fluidisme*, tantôt enfin par l'*harmo-*

nisme. Parcourons successivement ces diverses théories.

A. *Automatisme corpusculaire.* D'après les idées de Thalès, d'Anaxagore et autres, Démocrite, qui leur succéda, admit bien comme eux que les corps se résolvaient en molécules plus petites ; mais il prétendit, en outre, que ces molécules avaient toutes une nature identique avec des formes diverses, d'où dérivait la différence des corps, et surtout qu'elles n'avaient besoin pour agir d'aucune intervention étrangère, qu'elles étaient douées d'un mouvement perpétuel et spontané. Ainsi s'établit l'automatisme de la matière dans un temps et chez des peuples qui, n'ayant aucune notion exacte sur la nature et l'existence de l'âme, rapportaient tout à des idées physiques.

B. *Élasticisme.* Lorsque la physique commença à se débrouiller, l'élasticité fut dès-lors considérée comme la cause active des divers actes des corps dits inorganiques. Les Médecins, tous mécaniciens à cette époque, s'emparèrent de cette idée et l'adaptèrent à la théorie de l'homme, c'est-à-dire qu'ils attribuèrent tous ses mouvemens, tous ses actes, à l'élasticité.

C. *Irritabilisme.* S'étant aperçus que cette élasticité ne s'accommodait guère avec la structure et les mouvemens nullement mesurés de notre économie, Glisson et Haller créèrent pour elle l'irritabilité. Selon ces auteurs, tous les phénomènes organico-vitaux sont dûs à ce principe et à une force contractile.

D. *Nervisme.* Dans ce système, né sous Wilis, tous les organes sont supposés sous la dépendance immédiate des nerfs, lesquels jouissent seuls d'une activité spontanée qu'ils sont réputés communiquer à toutes nos parties sans exception. Plusieurs Physiologistes contemporains ont cru trouver de très-grandes analogies entre le fluide nerveux, qui rappelle les *esprits animaux, vitaux* des Anciens, et le fluide électrique.

E. *Hydraulisme.* Ne voyant rien qui pût empêcher de changer le siége de la puissance active, d'autres Physiologistes dépouillèrent les nerfs de l'influence primitive et exclusive qu'on leur avait accordée, et crurent pouvoir l'attribuer, avec plus de raison, au cœur et aux vaisseaux.

F. *Fluidisme.* Mais pourquoi n'aurait-on pas mis aussi en jeu les fluides? C'est ce que l'on fit en les regardant comme les premiers dépositaires de la vie. Cette idée souriait beaucoup aux Anciens, et elle plaît encore à plusieurs Médecins de nos jours.

G. *Harmonisme.* Dans ce système, l'âme ou l'esprit ne jouent plus aucun rôle primitif; il n'y a plus de cause première, tout résulte de l'ensemble; et le jeu simultané des parties découle de leur agrégation. La facilité qu'il présente pour l'explication des phénomènes, ou plutôt le vague

qu'il y laisse subsister, sont la principale cause
de la vogue qu'il obtint et qu'il possède même
encore aujourd'hui.

De ce dernier système est née sans contredit
l'opinion actuellement existante sur la puissance
de l'organisation pour produire les effets que
nous apercevons chez les êtres vivans. Ici, on
rapporte tout à l'organisation, ou, pour mieux
dire, ce n'est que l'organisation elle-même.

Les Philosophes et les Médecins qui se sont
occupés jusqu'à ce moment de la physique générale de la Nature, se sont partagés, comme nous
l'avons suffisamment démontré, en deux sectes
diamétralement opposées : l'une, pensant que la
matière qui forme les corps est incapable par elle-
même de mouvemens spontanés, est allée à en
puiser la source dans un être différent du corps
qui vit ; l'autre, au contraire, a fait mouvoir la
matière d'elle-même et sans aucune intervention
étrangère. Nous avons exposé, dans le premier
chapitre, les opinions de ceux qui pensaient que
les corps empruntaient leur activité d'un principe
étranger ; nous n'y reviendrons point. Ceux qui
attribuèrent une action particulière à la matière,
s'en firent une idée diverse, comme le prouve le
simple énoncé que nous venons de faire de leurs
théories.

Mais pourquoi tant d'explications opposées ?
Comment se fait-il qu'un même sujet ait été vu

si différemment par les personnes qui l'ont observé? Si l'homme qu'ont étudié tour à tour les
auteurs des systèmes ci-dessus mentionnés est encore ce même homme qui se présente actuellement à nos yeux , pourquoi ne l'a-t-on pas
toujours vu de la même manière , et pourquoi
surtout , après tant d'examens , ne l'a-t-on pas
vu comme il est ? Moins désireux de savoir ce
qui était en lui que d'y trouver ce qu'ils pensaient devoir y être , tous ceux qui se sont livrés
à son étude ont méconnu ou altéré les faits ; sé-
duits par l'erreur, ils n'ont vu et n'ont embrassé
qu'elle (1). Or, si la faute n'en est point aux
faits (et l'on ne peut en douter , car rien n'a
changé dans le corps) , elle est tout entière aux
historiens.

Que penser, en effet, de ces hommes qui ont
cru trouver la raison suffisante de tous les actes
organico-vitaux dans des lois purement physiques
ou mécaniques ? Nous ne fesons que mentionner
cette erreur sans nous y arrêter. Nous en dirons
autant de ceux qui ont prétendu tout expliquer

---

(1) Tous ces systèmes, quoique faux, quand on les
considère dans leur application générale à l'économie,
contiennent cependant des vérités précieuses; ils ont
tous ajouté quelque chose à la théorie générale, ce à
quoi n'ont pas assez fait d'attention ceux qui s'élèvent
contr'eux.

par l'irritabilisme, l'hydraulisme et le fluidisme.
On conçoit aisément que tous ces auteurs n'ont
vu qu'un coin du tableau ; de là l'insuffisance
de leurs théories. Quoiqu'on puisse faire le même
reproche aux partisans si nombreux aujourd'hui
de l'innervation, nous croyons cependant devoir
nous livrer quelques instans à l'examen de cette
opinion. Elle se trouve soutenue par des hommes
d'un mérite tellement supérieur, qu'elle vaut
bien la peine d'être un peu discutée, alors surtout qu'ils ne sont d'accord, ni sur les limites
réelles dans lesquelles elle doit être renfermée,
ni sur les nerfs qui la dispensent, ni sur la source
dont elle émane, ni enfin en quoi elle consiste.

L'innervation tient, dit-on, sous sa dépendance, d'une manière plus ou moins directe,
tous les phénomènes de la vie; son action s'étend
sur le tissu cellulaire qui fait la base des organes,
comme sur le sang qui les pénètre et les arrose.
Les expériences nombreuses que l'on a faites,
surtout dans ces derniers temps, semblent prêter
une nouvelle force à cette opinion. Cependant,
quand on examine très-attentivement et sans prévention tous les faits que possède la science, on
se trouve fort disposé à conclure que la vie ne
prend point sa source dans le système nerveux,
que ce n'est point de lui qu'elle émane, qu'il
n'en est point l'unique et véritable ressort, et
qu'il est pour les organes un autre mode d'ac-

tion totalement indépendant de toute intervention étrangère, nerveuse ou autre, comme nous aurons bientôt l'occasion de le démontrer.

Et d'abord, nous servant des mêmes armes que les fauteurs de l'innervation, c'est-à-dire, appuyés sur des faits qu'ils ne récuseront certainement pas, nous dirons que la cause essentielle, absolue, primitive des phénomènes d'assimilation, n'est pas le système nerveux. Se nourrir est un acte qui appartient à tout être vivant ; et, comme chacun le sait, les animaux placés le plus bas dans l'échelle des êtres n'ont point de nerfs. Disons toutefois que quoique la nutrition soit indépendante de l'action nerveuse quant à son essentialité, cependant les nerfs jouent un rôle dans cette fonction, car un membre paralysé maigrit et s'atrophie.

Un problème important qui a été résolu en sens divers par les savans dont il a exercé la sagacité, et suivant les opinions dominantes de chacun d'eux et la nature des faits qui fixaient particulièrement leur attention, la calorification, car c'est d'elle dont j'entends parler, a été placée sous la dépendance unique et immédiate des nerfs par M. Brodie, et plus récemment par M. Chossat.

On pourrait leur objecter, d'une manière générale, que les lésions du système nerveux n'agissent sur la chaleur animale qu'en altérant l'exercice même de la vie d'où elle résulte. L'action du système nerveux sur la calorification n'est point immédiate. Elle s'exerce d'abord , dit M. Coutanceau , sur les fonctions nutritives , et ce n'est que secondairement qu'elle porte son influence sur le développement de la chaleur. M. Chossat le prouve lui-même , sans le vouloir , dans les expériences qu'il a publiées sur ce sujet.

Quoique la section d'un nerf amène le refroidissement du membre auquel il se distribue , il nous paraît inexact de regarder l'action nerveuse comme la cause unique de la chaleur. S'il en était ainsi , il n'y aurait pas de différences aussi marquées dans la chaleur des diverses espèces d'animaux , et surtout entre les animaux à sang chaud et ceux à sang froid. Le maximum de caloricité se trouve dans les oiseaux ; c'est qu'ils avaient besoin d'une forte activité et d'une forte somme d'excitation pour fournir à la vivacité de leurs mouvemens , et partant , ils devaient réunir en eux plus de faculté calorique et plus de centralisation dans les forces.

Tout être vivant, par cela seul qu'il vit, sécrète, qu'il ait des nerfs ou qu'il n'en ait pas. Les zoophytes opèrent des sécrétions. Les séreuses remplissent leurs fonctions sécrétoires , bien que, de l'avis du Professeur Béclard , des nerfs aient été suivis jusqu'auprès de ces membranes , mais non dans leur épaisseur même. Les sécrétions sont donc indépendantes du système nerveux.

Si nous examinons les animaux chez lesquels
on a détruit la moelle épinière , coupé les nerfs
vagues , ainsi que les ramifications du grand
sympathique , nous verrons les mouvemens du
cœur diminuer , mais persister , la respiration se
maintenir quoique troublée , l'hématose se faire
encore , etc. , etc. Or , si l'hématose avait pour
cause unique l'action nerveuse , il faudrait nécessairement que la fonction s'anéantît tout à coup
entièrement dès que la section des nerfs aurait été
opérée. Concluons donc que l'action nerveuse est
liée à l'hématose , non par le rapport de causalité
ou d'essentialité , mais seulement par le rapport
de perfectionnement , d'auxiliarité , comme le
disait le Professeur Bérard. Ainsi , loin de regarder
l'innervation comme la cause active de tous les
phénomènes , nous ne la considérons que comme
une condition de vie primordiale. Aller au-delà ,
c'est abandonner les faits pour s'élancer dans le
vaste champ des hypothèses.

Que dans un corps où tout se lie , tout s'enchaîne , tout se tient , on observe un rapport admirable dans toutes les parties et dans leurs mouvemens pour arriver à un acte qui est le terme
de tous les autres , rien de plus naturel , rien
de plus vrai ; car s'il n'en était pas ainsi , l'homme
ne subsisterait pas. Mais qu'on regarde comme
cause ce qui n'est qu'un mode de choses existantes
entre les parties , et qu'on s'étaie de la connais-

sance de cet état pour leur explication , c'est
là un défaut de raisonnement impardonnable
dans les auteurs de l'harmonisme, qui , dans l'impossibilité de déduire la cause des faits , se con-
tentent de nous les expliquer , en mentionnant
seulement une circonstance existante parmi eux.

Les Physiologistes qui ont cru pouvoir se rendre
compte de tous les phénomènes de la vie par les
lois de l'organisation , ne se sont pas aperçus
qu'ils retombaient dans les erreurs qui furent propres à ceux pour qui tous les mouvemens organiques étaient le résultat exclusif de l'harmonisme
ou d'une des causes que nous avons énumérées
plus haut. Expliquer les phénomènes d'un corps
vivant par sa structure , c'est nous dire qu'il en
existe une , mais non pas rechercher la cause des
faits. Ils n'ont pas , en outre , fait attention qu'il
y a autre chose encore dans l'homme que la simple organisation ; nous ne pensons pas cependant
que la vie soit antérieure , car ce serait dire
alors que l'organisation est secondaire , consé-
cutive. Je m'explique : nous prenons naissance
dans un acte qui est le résultat commun de
l'homme et de la femme ; cet acte en produit
d'autres , et c'est d'eux que se déduisent tous les
faits de l'organisation , ainsi que tout ce qu'on
aperçoit en elle (1). Dès que les mouvemens

_____

(1) « Jusqu'à présent, dit M. le baron Cuvier, pour

cessent de pouvoir se communiquer, il n'y a plus
de transmission de vie, et dès qu'ils cessent aussi
de subsister, il n'y a plus de vie elle-même, c'est

» nous la vie ne naît que de la vie ; nous la voyons se
» transmettre, jamais se produire ; et quoique l'im-
» possibilité d'une génération spontanée ne puisse pas se
» démontrer absolument, tous les efforts des Physio-
» logistes qui croient cette sorte de génération possible,
» ne sont point encore parvenus à en faire voir une seule.
» L'esprit, réduit à choisir entre les diverses hypothèses
» du développement des germes, ou les qualités occultes
» mises en avant sous les titres de *moule intérieur*, d'*ins-
» tinct formatif*, *vertu plastique*, de *polarité* ou de *différencia-
» tion*, ne trouve donc partout que nuages et obscurité. »
« Le seul point qui soit certain, c'est que nous
» ne voyons autre chose qu'un développement, et que ce
» n'est pas à l'instant où elles deviennent visibles pour
» nous que les parties se forment, mais qu'on nous fait
» remonter à leur germe toutes les fois qu'on peut aider
» nos sens par quelque instrument plus parfait : aussi,
» dans presque tous les systèmes de physiologie, com-
» mence-t-on par supposer l'être vivant tout formé au
» moins en germe, et bien peu de Physiologistes ont été
» assez hardis pour vouloir déduire, d'un même principe,
» et sa formation primitive, et les phénomènes qu'il ma-
» nifeste une fois qu'il jouit de l'existence : l'admission
» tacite de cette existence elle-même est si nécessaire,
» que c'est sur la liaison réciproque des diverses parties
» que repose jusqu'à présent l'unité de l'être vivant. »
(Hist. des prog. des sc. nat. depuis 1789 jusqu'à ce jour,
par M. le baron Cuvier, t. 1, p. 240 ; Paris, 1826.)

la mort. D'après cela, nous tenons comme impossible de séparer la vie de l'organisation ; et, dans l'état actuel de nos connaissances, il serait absurde d'avancer que l'une provient de l'autre. La vie et l'organisation sont deux choses inséparables. La vie n'a jamais existé sans la matière ; on ne peut pas prouver qu'elle lui soit antérieure. Ces deux choses sont simultanées pour nous. La vie arrive donc en même temps que cette petite masse muqueuse que nous observons lorsque l'embryon vient d'être conçu. La preuve, c'est que l'on a reconnu dans l'œuf fécondé des propriétés qui le développent, l'accroissent et l'organisent. Or, si ces propriétés existent dans une mucosité, elles lui sont par conséquent inhérentes, et sont les mêmes qui lui permettent ou l'obligent à subir tout le développement, les transformations et l'organisation dont les progrès s'offrent successivement et insensiblement à notre examen, jusqu'au moment où elle arrive à un point déterminé, celui de la naissance à terme, ou celui de son accroissement ; ces propriétés qui, dès-lors, ne l'abandonnent plus, président à l'organisme, qui est l'ensemble des actions par lesquelles un être organisé quelconque vit et accomplit les facultés que le Créateur lui a données. Nous ferons seulement remarquer que, comme la vie, telle que nous la voyons ou que nous en jouissons, n'arrive à ce point que lorsque l'organisation s'est complétée, nous

nous sommes habitués à ne reconnaître son existence que lorsque le fœtus est arrivé au moment de
sa naissance, tandis que, rigoureusement parlant,
elle existe bien long-temps avant, et que même
elle commence, ainsi que nous l'avons déjà dit,
avec la fécondation de l'œuf. C'est donc alors le
commencement de la vie, comme le commencement de l'organisation.

Après avoir prouvé que tous les systèmes in-
ventés jusqu'à ce jour étaient insuffisans pour
l'explication des phénomènes que nous observons
dans les corps vivans, nous avons établi que la
vie ne naissait que de la vie (1) ; que la vie et
l'organisation étaient deux choses inséparables ;
qu'il était absurde d'avancer que l'une provenait
de l'autre ; qu'elles se manifestaient en même
temps dans l'embryon qui venait d'être conçu,
lequel possédait des propriétés de développement,
d'accroissement, d'organisation. Mais, me dira-
t-on sans doute, si vous regardez comme faux
ou insuffisans tous les systèmes dont vous venez
de nous dérouler le tableau, dites-nous comment
ont lieu ces phénomènes merveilleux qui se passent dans l'économie animale ?

Si nous examinons ce qui se passe dans tous
les corps de la Nature, nous les verrons tous se

---

(1) Dieu la donna aux premiers êtres qu'il créa.

mouvoir (1), lorsque rien ne les en empêche. Ils gravitent, et s'ils ne rencontrent point d'obstacle, ils arrivent au centre de la terre. La terre elle-même gravite vers d'autres globes, et, sans son mouvement circulaire, elle irait se confondre avec le soleil. Ce mouvement circulaire est également un mouvement aussi primitif que celui par lequel elle gravite. Ajoutez-y encore ce mouvement de rotation sur son axe, que tous les globes partagent avec elle, et qui n'est rien moins que communiqué.

Que l'on mette près l'un de l'autre deux corps divisés moléculairement, alors leurs molécules se mettent aussitôt en mouvement, se combinent et chassent d'autres molécules dont elles prennent la place. Voilà bien certainement des mouvemens généraux et partiels auxquels on ne

---

(1) Le mouvement est une propriété de la matière, car il ne peut exister sans elle. Le mouvement est-il autre chose qu'un corps qui se meut? La matière inorganique ou organisée est régie par des lois qui leur sont propres. On peut conclure *à priori*, dit Glisson (*de naturâ substantiæ energeticâ*, in-4°, *Londini*, 1762, pag. 222), que la matière est animée, parce que Dieu a créé tout parfait et bon, et que, dans la création, tout a été fait à son image. Aristote (*Vid. physic.*, *lib.* 2, c. 8, pag. 470) avait aussi erigé en axiome que toutes les choses naturelles renferment en elles-mêmes la raison suffisante de leur mouvement et de leur repos.

peut refuser la spontanéité. Ainsi donc, tous les corps ont des mouvemens primitifs, essentiels, et qui tiennent à leur nature. Dira-t-on que les mouvemens, lorsqu'ils sont dans des minéraux, sont l'effet d'un principe actif infusé en eux ? Non ; et tout ce qu'il est raisonnablement permis de dire ou de penser, c'est qu'ils sont naturels aux corps qui leur ont été donnés pour leur existence par le Créateur.

Quant aux végétaux, on nous dira que leurs fonctions sont régies par un principe vital. Mais sur quoi s'est-on fondé pour émettre cette opinion? Sur ce qu'ils ont des mouvemens. On a donc oublié que les minéraux en ont aussi ? Et certes, on n'aurait jamais commis l'absurdité de leur attribuer un principe immatériel. Ils meurent ; mais la mort n'est que la cessation de ces mouvemens, produite par l'incapacité dans laquelle sont ces corps de les continuer. Les minéraux ne s'arrêtent-ils pas aussi quelquefois ? N'ont-ils pas des intermittences d'action ? Or, voilà précisément en quoi consiste la différence dans l'un et l'autre cas. Les minéraux en s'arrêtant ne cessent pas d'exister, et c'est ce qui a lieu chez les végétaux. Passons aux animaux.

Si vous recevez, des vaisseaux d'un mammifère, le sang qui s'en échappe dans les premiers instans, ce fluide montre dans ses parties un mouvement spontané automatique. Dira-t-on que ce mouvement est l'effet d'un principe vital ? Mais ce principe est donc différent de celui du corps, puisqu'il peut en être séparé. Coupez un animal en plusieurs parties, arrachez-lui le cœur, eh bien ! long-temps après ces parties palpitent encore. Il y a donc dans chacune un principe vital, indépendant de celui du corps, également spontané, et, chose admirable ! susceptible d'être mis en morceaux. Mais nous l'avons déjà prouvé ; rien ne justifie l'existence d'un pareil principe, et persister à l'admettre c'est abandonner les faits pour se repaître de chimères, c'est vouloir évidemment nuire aux progrès de la science, et conduire à des conséquences physiologiques, pathologiques et thérapeutiques pleines d'obscurités et de dangers. Pour nous, nous trouvons dans les organes (1) (et il ne peut et il ne doit y avoir que des organes pour le Médecin-Praticien) le motif de tous leurs mouvemens ; et ces mouvemens, qui sont à notre avis de première origine, c'est-à-dire, transmis par géné-

_____

(1) Organe vient du mot grec ὀργανον, qui veut dire *instrument* : tout instrument rappelle à l'esprit une détermination à remplir. D'après cela, les solides, comme les fluides, sont des organes. Un corps organisé sera donc celui où nous apercevrons une disposition de parties telles qu'il devra en résulter une opération utile, une fonction.

ration , tout aussi bien spontanés que tous ceux
que nous apercevons dans les autres corps de
la Nature. Tous , en effet , jouissent d'une vie
qui leur est propre. On peut dire seulement que
les facultés que la vie a en puissance , ne sont
réduites en acte que dans les corps dont l'organisation en favorise l'exercice. Elle se bornera
donc à déployer dans les minéraux et dans toutes
les masses de matière brute , qui , d'après la con-
figuration de leurs molécules intimes ou d'après
le plan initial de celui qui a tout créé , une
attraction dans la masse totale ou d'affinité dans
les agrégats de ces corps. Dans l'Univers tout a
son but , et se trouve disposé pour une fin. Ceci
nous conduit tout naturellement à parler des
propriétés qu'on a appelées *vitales*. Devons-nous les
admettre ou bien les rejeter ? Avant de prendre
aucun parti, il faut d'abord savoir ce qu'on entend
par propriété. La propriété est ce qui est propre
à une chose, ce qui lui appartient essentiellement.
Or, personne ne peut nier que, dans un corps
vivant, le nerf ne soit sensible, le muscle contractile , etc. , etc. Voilà certes des attributs propres à ces parties , des propriétés qui leur appar-
tiennent. Ce sont donc des propriétés de nos
tissus (1) : elles n'existent pas sans eux. Il aurait

(1) On ne peut juger, dit M. Prus , de la propriété
que possède un tissu que d'après le phénomène immédiat qui suit sa mise en activité.

dès-lors fallu les appeler propriétés *organico-vitales* ou *vitalo-organiques* (1) , peu importe, puisque la vie et l'organisation sont deux choses inséparables et simultanées. Si l'on voulait encore se borner à leur donner la dénomination pure et simple de propriétés vitales , il faudrait toujours avoir le soin d'avertir qu'on ne les appelle *vitales* que par la raison et la seule raison qu'elles n'existent que pendant la vie. Étendant cette idée aux fonctions physiologiques et aux affections morbides , nous dirons qu'il n'existe point , à proprement parler , de fonctions ni d'affections purement et exclusivement vitales. Ce sont , ne craignons pas de le dire , de malheureuses conceptions qui n'attestent que la faiblesse de l'esprit humain. Persuadons-nous bien que lorsque les fonctions sont dérangées , il y a altération dans un organe ou dans quelques-unes de ses parties constituantes. En Médecine , peut-être plus que partout ailleurs , on ne saurait employer un langage trop sévère , ou , pour mieux dire , on ne saurait trop fixer la valeur des mots dont on se sert. Les termes , dans les sciences , sont comme des monnaies de convention ; c'est pour-

---

(1) On devrait désormais ne jamais séparer ces deux mots ; ce serait le moyen de mettre un terme à toutes les discussions , qui nous ont toujours paru aussi nuisibles à la science que funestes à l'humanité.

quoi il importe de les définir pour rendre précisément les idées que l'on veut exprimer, et les mettre, par ce moyen, à l'abri de toute interprétation. Le défaut de s'entendre, dit Raynal, a fait souvent couler le sang des hommes, et démontré que la signification des mots était quelque chose. Nous terminerons ce chapitre en disant qu'on eût évité beaucoup d'erreurs, beaucoup de discussions, si on eût réfléchi que les phénomènes collectifs, aussi bien que les individuels, supposent toujours un état déjà existant. L'idée que le mot de vie renferme est en effet antérieure à tout ce qu'on peut en dire (1);

---

(1) La vie est un abîme dont l'homme mesure la surface, et dont Dieu seul sonde la profondeur. Cette réflexion, pleine de morale, de sens et de raison, prouve que, malgré la puissance de l'observation, il est des limites que l'on ne peut franchir. On ne peut connaître l'action d'un corps qu'autant que cette action est assez matérielle pour impressionner les sens ; c'est ainsi qu'il est impossible au Physiologiste de savoir comment se fait la sécrétion d'une glande : il n'en connaît que le résultat. Le Chimiste sait très-bien qu'en mettant en contact de l'acide sulfurique et de la chaux, il se forme un sulfate de chaux ; mais sait-il ce qui s'est passé dans cette opération ? Non, il n'en connaît que le produit. Ne cherchons donc pas à expliquer les faits qui ne sont pas explicables ; que notre amour ne nous porte pas à vouloir pénétrer des mystères trop souvent impénétrables, à créer des hypothèses brillantes, absurdes ou ingénieuses.

mais si nous ne connaissons pas l'essence de la
vie (1) , nous savons qu'elle se nourrit d'ordre ,

L'idée majeure qu'il suffit de retenir, c'est que tous les
systèmes organiques se coordonnent dans leur mode
d'action , s'influencent réciproquement , et que de leur
altération, de leur dérangement , naissent les maladies.

(1) On a fait jusqu'à présent , dit Dumas , de vaines
tentatives pour pénétrer l'essence de la vie ; et toutes les
disputes qui, depuis les premiers temps de la philosophie,
ont agité les têtes sur la nature de ce principe , n'ont
abouti qu'à réaliser des formes tantôt matérielles , tantôt
spirituelles , tantôt intermédiaires , ou une abstraction
simple de l'esprit. Ainsi, l'on a tour à tour cherché la
cause primordiale de notre existence dans les propriétés
physiques de la matière , dans les déterminations métaphysiques de l'âme intelligente , et dans les qualités
mixtes d'une substance moyenne entre le corps et l'âme ,
qu'on imaginait pour les réunir. De ce dernier ordre, sont
l'âme mortelle de Pithagore, l'âme irraisonnable de Platon,
l'âme sensitive d'Aristote , le feu intelligent des Stoï-
ciens , la flamme de Wilis , l'archée de Van-Helmont, les
esprits animaux des mécaniciens et le principe vital
de quelques Modernes.

Nous ne nous aviserons point de sonder cet abîme
d'erreurs , de fictions et de préjugés, pour y puiser
une notion bien entendue de ce que c'est que la
nature et l'essence de la vie. Les questions de ce
genre ne sont d'aucune importance dans notre philosophie réservée, modeste, et dégagée de spéculations
frivoles qui , n'aspirant point à connaître l'essence des
causes premières , ne s'élancera jamais dans les es-
paces imaginaires , tant qu'il restera autour de nous
un champ si vaste à parcourir.

d'équilibre , d'une sage harmonie ; qu'elle a besoin de se mettre en correspondance avec toutes
les choses qui nous environnent ou que nous
recevons dans notre intérieur. C'est ce qui va
servir de texte aux chapitres suivans.

SECTION DEUXIÈME.

CHAPITRE PREMIER.

Idée générale de la physiologie.

La physiologie, de φύσις, nature et λόγος, dis-cours, devrait, d'après son étymologie, désigner l'histoire de la Nature ; mais, comme un grand nombre de termes scientifiques, celui-ci a été détourné de sa véritable acception ; et, en Mé-decine, il veut dire la science qui traite des phénomènes de la vie en général. Quoique bor-née à cette étude, le champ qu'elle offre à par-courir est encore tellement vaste et étendu, qu'on a dû nécessairement y établir des divi-sions et des subdivisions (1), fondées tantôt

(1) On distingue la physiologie en *végétale* et *animale*, selon qu'on étudie la vie des végétaux seulement, ou celle des animaux. On a appelé *physiologie comparée* une division de cette science dans laquelle, étudiant la vie dans toute la série des êtres vivans, on signale la diversité des formes, des modes qu'elle présente dans chacun d'eux. Sous ce même point de vue, on a par-tagé la physiologie en *générale* et *spéciale*. Il existe enfin une *physiologie hygiénique*, qui traite des phénomènes de la vie dans l'état de santé, et une *physiologie pathologique*, qui traite de ces phénomènes dans l'état de maladie.

sur la nature des êtres vivans qu'on prend en con-
sidération, tantôt sur le caractère que présentent
les phénomènes organico-vitaux eux-mêmes. Ces
coupes s'accommodent parfaitement à la faiblesse
de l'esprit humain ; mais la véritable physiologie
est une et indivisible, parce que tous les corps
sur lesquels elle s'exerce, se trouvent unis par
des liens indissolubles. Elle doit donc réunir
toutes les divisions et s'éclairer de tous les travaux ; alors, et seulement alors, on pourra espérer d'établir une théorie générale qui ne sera
plus flétrie de *roman physiologique*, puisqu'elle
sera le résultat des données positives fournies
par la physique, la chimie, l'histoire naturelle,
l'anatomie, la zoonomie et la pathologie. On
conçoit que notre but n'est point d'envisager
ici la physiologie d'une manière aussi générale ;
ce serait d'ailleurs un projet incompatible avec
nos forces, et par conséquent tout-à-fait chimérique. Nous aurons cependant le soin d'emprun-
ter à chacune de ces parties, qui sont comme
autant de branches du même tronc, tous les
faits capables de jeter un nouveau jour sur le
système organico-vital de l'homme. Vue sous
cet aspect, la physiologie deviendra le fondement
indispensable de toute Médecine éclairée, de
toute pratique rationnelle. Examinons par quels
moyens elle peut arriver à ce but et accomplir
sa destination.

Dans toutes les sciences il n'y a qu'une marche à suivre ; car l'esprit humain est un , et il procède toujours dans ses études d'après les mêmes lois. 1° Il observe les faits , il les recueille le plus fidèlement et le plus complètement qu'il lui est possible ; 2° il en déduit les doctrines , c'est-à-dire que , lorsque l'observation a réuni des faits bien constatés , vient le raisonnement, qui , s'appliquant à leur examen , les coordonne , les rapproche les uns des autres , les généralise, et donne la vie , en quelque sorte , à ces matériaux inanimés.

La physiologie suit absolument la même marche ; et pour bien faire comprendre l'esprit dans lequel nous étudions , nous dirons , avec M. le Professeur Adelon (1) , que tous les faits de cette science résultent évidemment de l'organisation ; d'où il suit que la connaissance des organes , instrumens de tous les phénomènes qui doivent bientôt nous occuper , est avant tout indispensable. L'anatomie qui nous la donne doit donc être préalablement étudiée ; c'est , pour ainsi dire , une introduction à la physiologie.

CHAPITRE DEUXIÈME.

Anatomie.

L'anatomie , devenue si positive par les tra-

(1) Voy. Dictionn. de Méd., tom. 16 , pag. 488.

vaux des Modernes , est la base sur laquelle
doit porter tout l'édifice de la science (1) ; elle
est à la Médecine ce que la géographie est à
l'histoire , et il est aussi impossible de faire de
la bonne Médecine sans être Anatomiste , que
de ne pas s'égarer dans des pays inconnus , où
l'on voyagerait sans boussole , sans carte et sans
guide.

, Le Chirurgien surtout , dit un Anatomiste
célèbre (2) , doit connaître si exactement tous
les détails de l'anatomie , si bien l'anatomie topographique , que quand il enfonce un instrument
à travers les parties pour en atteindre une en
évitant les autres , il le dirige avec autant de
sûreté que si toutes les parties étaient transparentes , et qu'il en suivît de l'œil le trajet (3).

---

(1) Sans anatomie , point de physiologie ; car comment décrire exactement une fonction , si l'on ne
connaît pas l'agent qui l'exécute ? Sans anatomie ,
point de pathologie ; car comment juger les lésions
d'un organe , si l'on ne connaît point l'organe lui-
même ? Sans anatomie , point de thérapeutique ; car
pourquoi prescrire et comment appliquer un remède,
si l'on ne connaît ni l'organe affecté , ni la fonction
troublée , ni la maladie qui en résulte ?

(2) Béclard, nouv. Dict. de Méd. , tom. II, art. Anat.

(3) Cette vérité a été très-bien démontrée par M. le
Professeur Dugès. (Voyez le discours sur l'influence
des sciences médicales et accessoires sur les progrès
de la Chirurgie moderne , que ce jeune savant a prononcé le 15 Novembre 1826.)

Si l'homme de l'Art se bornait à étudier la partie de l'anatomie qui traite de l'état normal des organes, ses études seraient nécessairement incomplètes. Le défaut de développement, l'état morbide (1) et la destruction partielle ou complète d'un organe, donnent en effet les plus précieux documens sur les fonctions qu'il remplit et sur l'importance du rôle qu'il joue dans la conservation de la vie. Enfin, l'anatomie comparée, si heureusement cultivée de nos jours, sera également mise à contribution. Elle donne des moyens pour perfectionner ce que l'on sait, et fournit des inductions pour apprendre encore. Descendant l'un après l'autre tous les échelons de l'organisme, poursuivant la vie jusque dans ces êtres, où elle semble se dérober à nos regards comme craignant d'être surprise dans sa simplicité, l'anatomie comparée éclaire la physiologie dans ses recherches, favorise ses progrès, et nous fait ainsi mieux juger les maladies qui peuvent porter atteinte à notre frêle machine.

Des solides, des liquides, des gaz, des fluides

---

(1) C'est par l'étude de la pathologie, dit M. le Professeur Lallemand, qu'on peut avoir une juste idée de l'économie dans son ensemble. (Voy. sa diss. inaugurale.) Tel a été aussi le langage de M' Prus, dans un Mémoire inséré dans le journal compl. du Dict. des scienc. médicales.

incoërcibles même , entrent dans la composition
du corps humain. Plusieurs Physiologistes ont
considéré les liquides comme des élémens inertes ;
les solides, seuls, sont, d'après eux, doués de
la vie , mais c'est une erreur fondamentale.
Tout vit dans l'économie. On peut dire seulement
que chaque organe, chaque tissu , chaque partie,
a un degré de vitalité qui lui est propre. Il nous
paraît, en effet , impossible de concevoir que les
humeurs qui sont aux solides dans le corps humain, comme 6 : 1 , puissent, dans l'état d'inertie
et de mortalité où on les suppose , être compa-
tibles avec un sixième vivant. La simple raison,
alors que nous n'aurions pas des faits à l'appui,
nous paraîtrait donc réclamer en faveur de la vitalité des fluides. N'est-il pas certain que tous les
corps vivans ont commencé par l'état liquide ,
lorsqu'ils étaient germes ou embryons ? Il s'est
élevé à cet égard , c'est-à-dire relativement à la
substance muqueuse ou visqueuse dont l'embryon
se trouve formé dans le principe ; il s'est élevé ,
dis-je , entre les Anatomistes et les Physiologistes ,
de grandes discussions , et qui sont loin d'être
terminées. Suivant les uns, ce sont les nerfs qui
paraissent les premiers au milieu de cette masse
muqueuse ; ils considèrent dès-lors le système
nerveux comme l'élément générateur de tous les
autres systèmes ; mais si l'on s'appuie, disent les
autres , des changemens observés dans l'œuf des

oiseaux, il paraît plus probable que ce soit le système sanguin et spécialement les veines qui commencent à se creuser au milieu de la matière organisable qui leur sert de matrice : cette opinion est d'autant plus probable, qu'elle explique plus naturellement l'accroissement et la nutrition rapide de l'embryon (1).

Il serait peut-être convenable de donner une description topographique des divers organes qui entrent dans la composition du corps ; mais comme il s'agit moins ici d'ajouter à la somme des connaissances anatomiques, déjà d'ailleurs mille fois répétées, que d'apprécier l'influence et la dépendance mutuelles de nos principaux organes, j'ai cru devoir me borner à étudier l'enchaînement de toutes les actions qui se passent en nous. Qu'il nous suffise de dire que, d'après les différentes parties qu'elle nous a fait découvrir dans le corps de l'homme, l'anatomie peut déjà

---

(1) Ceux qui désireront plus de détails, n'ont qu'à consulter l'art. œuf du Dict. de Méd. en 21 vol. Les idées que M. Serres a émises dans son anatomie comparée du cerveau dans les quatre classes d'animaux vertébrés, appliquée à la physiologie et à la pathologie du système nerveux, prêtent une nouvelle force à cette opinion. Considérez tous les monstres par défaut, dit cet auteur, p. 5o5 et 5o6, vous trouverez leur cause dans le développement imparfait du système sanguin.

faire soupçonner que tout se lie dans l'économie
animale, et que celle-ci, pour parler le langage de
Descartes, est un *tout physiquement centralisé*. Cette
vérité devient incontestable lorsqu'on examine les
divers systèmes organiques ou histologiques qui
sont répandus dans l'ensemble de l'organisme, ou
qui du moins en occupent chacun la plus grande
partie. On ne tarde pas à se convaincre, en effet,
que le corps, par le seul fait de son organisation,
ne fait qu'un tout continu dont toutes les parties
se correspondent par l'intermédiaire de liens ma-
tériels ou purement anatomiques. Or, les condi-
tions les plus propres à faire naître dans l'esprit
cette idée d'*unité vitale*, qu'on est allé chercher
très-gratuitement dans un principe abstrait et purement hypothétique, nous paraissent être fournies principalement par la disposition du tissu
cellulaire, des membranes tégumentaires, des
membranes séreuses, du système vasculaire et du
système nerveux. L'étude seule de l'anatomie suf-
firait pour nous convaincre de l'ordre et de la
sagesse qui ont présidé à la création de l'être vivant
et qui en opèrent la conservation. Au plus léger
examen, en effet, on découvre une prévoyance
admirable et une industrie supérieure dans la manière dont se trouvent établis la disposition, la
place, le nombre, la figure, la composition, la
texture des divers organes ; mais c'est dans l'étude

des fonctions que nous pourrons encore mieux apprécier les bienfaits de la puissance divine (1).

CHAPITRE TROISIÈME.

Physiologie.

En se bornant à l'anatomie, on n'étudie que la matière organisée : la physiologie, au contraire, nous fait connaître l'être vivant, l'être animé ; et si elle ne nous initie pas dans les secrets de la vie, elle nous apprend du moins à connaître les fonctions, ou, pour parler plus sévèrement, à constater le rôle et l'importance de chaque organe. Sous ce double rapport, elle peut être considérée, ainsi que nous l'avons déjà dit, comme la seule base de toute donnée médicale. On ne peut, en effet, se faire une idée de la maladie que lorsqu'on

---

(1) Dans le système des causes occasionelles de Descartes, Dieu est la cause première de tous les phénomènes de l'Univers. Dès le début de son livre sur la *recherche de la vérité*, Mallebranche, un des plus célèbres successeurs de Descartes, établit que Dieu est la seule substance active, celle qui a donné la motilité, l'intelligence et la volonté à l'esprit et à la matière. Dans les *entretiens sur la métaphysique* du même Philosophe, Théodore apprend à Ariste que la conservation du monde est une continuation de la création ; que, par conséquent, Dieu produit tous les mouvemens, et que le mouvement d'un corps n'est autre chose que l'activité de la volonté divine.

connaît la santé. On serait inhabile à apprécier la cause qui mettrait un obstacle au mouvement d'une machine très-compliquée, si on n'avait pas appris le mode suivant lequel se meuvent habituellement les différentes pièces qui la composent. Or, si, comme on n'en peut douter, les affections morbides dépendent de nos organes, ceux-ci ne peuvent être altérés dans leurs tissus sans qu'ils le soient dans leurs fonctions, qui, seules, peuvent nous faire distinguer la partie souffrante. Essayons de le prouver.

Galien comparait le corps humain à la forge de Vulcain, où, selon la fiction d'Homère, tous les instrumens empreints d'une force divine, agissaient d'eux-mêmes et de la manière la plus convenable à leurs usages. Cette ingénieuse comparaison est l'emblême le plus juste de ce qui se passe en nous. Loin donc d'examiner les organes dans leur état d'isolement, comme l'ont fait quelques Médecins anatomistes, nous les rapprocherons les uns des autres ; nous jetterons d'abord un coup d'œil rapide sur leurs usages particuliers, nous nous élèverons ensuite à la connaissance de leurs influences réciproques ; en d'autres termes, nous étudierons, à l'exemple du Médecin de Pergame, leurs *fonctions publiques*, après avoir étudié leurs *fonctions privées.*

1°. FONCTIONS PRIVÉES OU LOI DES HARMONIES.

Parmi les organes divers qui entrent dans la composition du corps, il en est un certain nombre qui, fesant partie d'une même série d'opérations, dont le but et la fin sont spéciaux, se groupent, s'enchaînent plus particulièrement les uns et les autres pour cet objet : cette réunion a reçu le nom d'*appareil ;* essayons de démontrer par des faits comment les organes d'un même appareil sont subordonnés l'un à l'autre pour l'accomplissement d'une fonction.

Lorsque les organes de la mastication se mettent en mouvement, les glandes salivaires entrent aussitôt en action, et la salive arrive à temps dans la bouche (celle-ci se ferme dès que la mastication est terminée). Le pharynx remonte alors par l'action de divers muscles ; la base de la langue, en s'abaissant, s'applique sur l'entrée des canaux aériens, la glotte se resserre et rend par conséquent le passage des alimens dans les voies aériennes impossible ; la pointe de la langue, après s'être promenée dans la cavité buccale, ramasse les alimens, et après leur avoir donné une forme convenable, vient s'appliquer à la voûte palatine et présente au bol alimentaire un plan incliné vers lequel il est entraîné pour franchir l'isthme du gosier ; les amygdales exhalent une mucosité qui lubrifie son passage et rend le glissement plus facile : parvenu dans l'arrière-bouche, le pharynx revient à sa position ; stimulé par la présence de la pâte alimentaire, il se contracte pour s'en débarrasser ; elle arrive vers l'œsophage, qui, en vertu des légères contractions que nous lui reconnaissons, hâte sa progression. A l'aide de tous ces auxiliaires, le bol alimentaire parvient jusqu'à l'orifice supérieur de l'estomac, qui, stimulé par sa présence, s'ouvre et permet son introduction. Les alimens suffisamment élaborés et réduits en une pâte homogène grisâtre qu'on nomme *chyme*, le pylore, en vertu d'une sensibilité particulière dont il est doué, s'ouvre et laisse passer les matières suivant l'ordre dans lequel elles ont été élaborées. En sortant de l'estomac, le chyme parvient dans le duodénum, qui est le premier des intestins grêles ; il y est mêlé avec différens sucs, et c'est là que se termine la digestion. De ce mélange il résulte un nouveau corps blanc, douceâtre, qu'on a nommé *chyle*. Ce liquide vraiment réparateur est pompé et porté dans le torrent de la circulation par un appareil d'organes particuliers. Enfin, la matière excrémentitielle du bol se précipite péristaltiquement dans le rectum, qui doit l'éliminer au bout d'un certain temps. Pour que cette élimination puisse s'effectuer, il faut que les fèces soient poussées avec une force supérieure à la résistance que présentent les muscles de l'anus. La contraction seule du rectum ne pourrait produire un semblable effet, malgré l'épaississement assez considérable de sa couche musculaire ; d'autres puissances doivent intervenir : ce sont d'une part le diaphragme qui pousse directement en bas toute la masse des viscères, et de l'autre les muscles abdominaux qui se resserrent et les pressent contre la colonne vertébrale. De la combinaison de ces deux forces résulte une pression considérable qui porte sur la matière stercorale amassée dans le rectum ; la résistance du sphincter se trouve surmontée, dès-lors la matière s'engage dans l'anus et se dirige bientôt au dehors. Tel est *l'ordre harmonique* dans lequel s'exécutent les divers actes qui composent l'importante fonction que nous venons de décrire.

Si nous examinons la circulation, fonction capitale dans le corps de l'homme et des animaux supérieurs, en ce qu'elle distribue aux organes le sang artériel, sans la présence duquel aucun ne peut vivre, nous verrons qu'en même temps que les ventricules du cœur se contractent, les oreillettes se dilatent simultanément. Ces actes ne s'enchevêtrent jamais pendant la durée entière de l'existence ; ces parties observent en cela la loi impérieuse du rhythme le plus sévère. La proportion et l'ordre qui existent entre la petite et la grande circulation ne sont pas moins admirables ; il y a enfin un concert d'action entre l'im-

pulsion que le cœur imprime au sang et les mouvemens vasculaires. La même harmonie, l'harmonie la plus parfaite s'observe également entre
les organes de tous les appareils, sans en excep-
ter même ceux de la vie animale, ni les actes
automatiques. On appelle ainsi des mouvemens
musculaires que la volonté n'a pas commandés,
et qui cependant, s'exécutant d'une manière régulière, sont mis en jeu dans un but utile et ne
peuvent être rapportés ni aux convulsions qui
sont irrégulières, ni à l'irritation, puisqu'on ne
saurait les concevoir comme des effets de stimulus ; tels sont : l'éternuement, la toux, le hoquet, le rire, le pleurer, etc., etc.

Décrire ici toutes les fonctions dont les divers
appareils sont chargés me paraît d'autant plus
inutile, que ce serait répéter ce que tout le monde
sait et qui se trouve exposé avec tous les détails
convenables dans nos traités de physiologie. Ce
que nous avons dit nous paraît suffisant pour le
but que nous nous proposons ; c'est moins en
effet le développement de toutes les preuves qui
se rapportent à notre sujet, que la coordination
lucide des principaux faits qu'on doit attendre
de nos pénibles efforts.

Après avoir examiné les fonctions qu'on a appelées *privées*, parce qu'elles s'occupent exclusivement des intérêts de chaque organe en particulier, nous allons étudier celles qu'on a
appelées *publiques*, c'est-à-dire qui tournent au

profit du système entier, en sorte que l'organe ne pense pas, pour ainsi dire, seulement à lui, mais encore à l'utilité générale.

2°. FONCTIONS PUBLIQUES OU LOI DES IRRADIATIONS.

Le philosophe Solon disait que la nation la mieux policée était celle où l'homme qui n'a reçu aucune injure poursuit l'injure d'autrui avec autant de chaleur que s'il l'eût reçue lui-même. Ce législateur ne voulait point que les individus s'isolassent. Il regardait cet isolement comme la ruine de l'état social.

Il avait donc senti combien il importe que, dans un système politique, il y ait *unité*, et, pour ainsi dire, faculté sympathisante entre tous les membres qui le composent. Ces réflexions sont, comme on va le voir, tout-à-fait applicables à notre sujet.

L'organisation de l'homme et de tous les animaux suppose un assemblage de parties diversement conformées, capables d'exercer plusieurs genres de fonctions liées entr'elles par la plus intime connexion, enchaînées l'une à l'autre par l'harmonie mutuelle de leurs efforts, destinées à concourir vers le même but par la combinaison de leurs mouvemens, et dignes d'exciter l'admiration, autant par l'immensité de leurs détails que par la régularité de leur ensemble. Cet effort commun, cette tendance unique de toutes les parties qui se prêtent un secours mutuel , cette harmonie , ce concert admirable entre les actions de plusieurs organes qui se succèdent et se remplacent ; cette correspondance intime qui les lie et les unit dans un système général : voilà quels sont les principaux effets que procurent à l'homme l'ordre vigoureux , les proportions justes et la répartition égale de toutes ses parties. La dépendance , la subordination et la solidarité sont donc le caractère essentiel des êtres vivans.

Il existe , en effet , entre tous les organes une telle union , qu'un d'eux ne peut souffrir le moindre choc , la plus faible atteinte , sans que tous ensemble ou la plupart ne se troublent et ne s'agitent. Il n'y a donc point de centre unique de la vie, comme l'ont prétendu Bichat, Bordeu (1) et leurs prédécesseurs ; la vie ne dépend pas ex-

---

(1) Ces auteurs regardant le cœur , le cerveau et le poumon comme centres uniques de la vie, les appelèrent *trépied vital.* Mais il est bien reconnu aujourd'hui que ces trois organes ne pourraient vivre isolés et indépendans des autres parties du corps. Sans translation de fluides , bientôt mort et décomposition ; sans air , plus d'agens stimulans , ni stimulation , et conséquemment inertie de tous les organes ; sans alimentation , plus de substances nutritives , ni de nutrition ; sans nutrition , point de réparation des pertes ; sans innervation , plus de corps alimentaires , ni de circulation de fluides.

clusivement de l'action du cœur, du cerveau ou
du poumon. L'erreur dans laquelle sont tombés les
auteurs que nous venons de citer, provient de
ce qu'ils n'ont point assez fait d'attention à la
série des fonctions inhérentes à l'organisme. Toutes
forment un cercle dans lequel elles sont encadrées
de manière à s'y succéder sans commencement
et sans fin. *Omnia in circulum abeunt*, a dit Hippocrate. Elles ont un seul but, et ce but est la
nutrition et la vie du tout. Tous les organes sont
engrenés dans ce cercle comme causes et effets
réciproques ; de sorte que si un vient à faillir,
il entraîne tôt ou tard l'altération des autres par le
défaut du renouvellement des choses nécessaires
à la vie particulière de chacun d'eux. Il faut
donc que tout le système organique jouisse de
l'état normal pour que la vie puisse se manifester, ou mieux se maintenir dans un état d'intégrité parfaite. La santé ne saurait exister sans
l'accomplissement de toutes les fonctions au
degré convenable ; leur harmonie exige qu'il n'y
ait dans la constitution matérielle de chaque organe ni manque ni superfluité de molécules. Ainsi
donc la vie de l'homme est un cercle partout
continu, et dont toutes les pièces concourent à
l'ensemble de l'existence générale. Mais toutes,
hâtons-nous de le dire, n'y prennent point une
part également active et puissante ; toutes n'ont
point une somme de vie suffisante ; toutes ne

jouissent pas d'une si grande autorité dans le domaine physiologique, pour qu'une seule étant troublée dans son type normal, il y ait à l'instant même vice d'exécution, dérangement dans l'ordre naturel de la part des autres ; bien plus, il en est qui pourraient manquer ou cesser d'agir sans entraîner la mort. Il existe, au contraire, un petit nombre d'organes qui exercent sur tous les autres un très-grand empire. Mais loin de les regarder comme des centres uniques de la vie, nous ne voyons en eux que dépendance, subordination, que la nécessité, en un mot, de s'influencer réciproquement. Cette influence réciproque constitue l'*individualité physiologique*, l'unité organico-vitale. Cette unité qui existe entre le cœur, le cerveau, la moelle épinière, les poumons et l'estomac, est si bien démontrée, que celui qui voudrait commencer l'étude de l'homme par un de ces principaux organes, en suivant les rapports qui unissent ce dernier au reste du système, arriverait, dans tous les cas, au point d'où il serait parti. C'est une chaîne dont le premier anneau sera peut-être à jamais introuvable. Nous suivrons donc, dans nos études, l'ordre dans lequel nous avons énuméré ces organes essentiels, indispensables à la vie.

SECTION TROISIÈME.

DE L'INFLUENCE MUTUELLE DES PRINCIPAUX ORGANES
LES UNS SUR LES AUTRES.

CHAPITRE PREMIER.
De l'influence du cœur.

1°. DE L'ACTION DU CŒUR SUR LES POUMONS.

Seul organe qui n'ait point de suppléans pos-
sibles, le cœur envoie du sang aux poumons par
les artères bronchique et pulmonaire. Celui qui
est fourni par le premier de ces vaisseaux sert
à l'entretien, à la nourriture de ces organes,
l'autre à la respiration. Ainsi, les poumons ressentent l'impulsion des deux ventricules du cœur ;
ils communiquent avec l'artère aorte comme avec
l'artère pulmonaire ; ils sont donc influencés par
l'artère pulmonaire et le ventricule droit, par
les veines pulmonaires et l'oreillette gauche, par
l'oreillette droite et la veine bronchique, par
l'artère bronchique et le ventricule gauche ; en un
mot, par les quatre cavités du cœur. Les résultats inséparables de la cessation de ses battemens
sont faciles à prévoir. Si, au contraire, l'action
du cœur vient à être augmentée par une cause

quelconque , le sang arrive en plus grande quantité dans les poumons, et les mouvemens respiratoires deviennent plus fréquens et plus étendus ,
afin d'établir un équilibre parfait entre la masse
d'air employée à la respiration et la quantité de
sang que ce fluide doit revivifier.

2°. ACTION DU CŒUR SUR LE CERVEAU.

Le cerveau reçoit une très-grande quantité de
sang par les artères carotides internes et les vertébrales , ainsi que par les veines jugulaires. Il
éprouve aussi des mouvemens corrélatifs à la
diastole et à la systole du cœur. L'énergie de
l'encéphale paraît assez généralement en rapport avec la quantité et la qualité de sang qu'il
reçoit ; aussi , Dumas a-t-il dit qu'il y entretenait
un degré d'excitement favorable aux opérations
les plus nobles de l'intelligence. Quel est celui
qui , se livrant à l'étude des sciences, n'a pas été
à même de constater sur lui-même ce pouvoir
heureux du cœur sur le cerveau ? Voyez cet
homme de lettres qu'excite la chaleur de la composition : sa face est rouge et animée , ses yeux
sont étincelans , ses carotides battent avec force ,
les jugulaires sont gonflées : tout indique que le
sang se porte au cerveau avec une abondance et
une rapidité proportionnée à son degré d'excitement. L'on peut même dire que ce n'est guère que

lorsque l'organe de la pensée est porté à cet état d'érection, que les idées coulent avec facilité, que l'on est capable des plus hautes conceptions du génie. Après avoir monté son imagination par la lecture, répétée vingt fois, des paroles qu'il voulait peindre par des sons, le célèbre Grétry présentait tous les symptômes d'une espèce de fièvre cérébrale pendant trois semaines ou un mois qui lui suffisaient alors pour composer l'un des chefs-d'œuvre qu'il a légués à notre admiration.

Si, comme l'a expérimenté Galien, on lie les deux carotides et les vertébrales sur un animal vivant, l'animal tombe à l'instant et meurt au bout de quelques secondes. Lorsqu'une effusion un peu considérable de sang a lieu, l'évanouissement et quelquefois la mort en sont le fâcheux résultat. Il s'en perd moins assez souvent que par une simple saignée ; mais comme cette effusion se fait surtout aux dépens de l'encéphale, c'en est assez pour que la vie cesse. Ces faits prouvent donc d'une manière péremptoire la nécessité de l'action du cœur sur le cerveau, non-seulement pour la santé, mais encore pour la conservation de la vie.

3°. ACTION DU CŒUR SUR LA MOELLE ÉPINIÈRE.

Ce que nous venons de dire du cerveau peut également s'appliquer à la moelle épinière, car cet organe éprouve, par le sang artériel qu'il

reçoit de l'organe central de la circulation et
le sang veineux qu'il renvoie , les mêmes influences que le système nerveux cérébral.

4°. ACTION DU CŒUR SUR L'ESTOMAC.

Ici l'influence est plus faible que dans les cas
précédens ; mais elle n'en est pas moins nécessaire. Le cœur , en effet , envoie à l'estomac le
sang propre à sa nutrition et à ses sécrétions.
La présence de ce fluide fait naître , en outre ,
des mouvemens et des secousses favorables aux
digestions.

L'influence du cœur sur tout le système est
une suite naturelle de la nécessité où ce viscère
se trouve , de fournir à chaque partie les matériaux de ses fonctions. Si quelques organes en
étaient privés , ils interrompraient leurs exercices ;
et bientôt isolés de la vie commune , ils ne pourraient exister ni pour eux mêmes , ni pour l'ensemble. Par son importance et surtout par son influence continuelle sur toute l'économie , le cœur
nous paraît donc mériter d'être placé au premier rang. Ce qui semble justifier cette prio-
rité , cette suprématie , c'est que son inaction
complète ou sa soustraction entière produisent
aussitôt la mort. Costa , Bacon , Bartholin , assurent cependant que des hommes ont proféré
des paroles , adressé des supplications au Ciel,
éprouvé des mouvemens de colère après qu'on

leur eut arraché le cœur ; mais cela est incro-
yable. Aussi, dirons-nous aux auteurs que je
viens de citer ce que Haller disait de certains
faits, que, pour y ajouter foi, il faudrait qu'ils
eussent eu des Philosophes pour témoins (1).

Transmis aux organes par l'impulsion circulatoire, le sang y entretient la vie de deux manières : 1° par l'excitation qu'il produit sur
eux ; 2° par les matériaux qu'il leur fournit
pour l'exercice de leurs fonctions.

L'excitation portée aux organes est le moyen
par lequel la circulation se lie à tous les phénomènes de l'homme vivant. C'est par cette excitation que la circulation concourt essentiellement aux fonctions cérébrales, et par conséquent
à tous les mouvemens que la volonté dirige,
puisque l'instant où le sang artériel cesse d'être
porté au cerveau, est celui où tout phénomène
cesse dans cet organe, comme l'ont très-bien
prouvé les nombreuses expériences tentées à cet
objet par l'immortel Bichat. C'est par elle que
la circulation sert immédiatement et nécessairement au mouvement musculaire (2), puisque

_____

(1) *Sed hæc ab hominibus philosophicis oportuerat testimo-
nium habere.* (Élém. physiol., t. 4, pag. 393.)

(2) Lorsqu'on saigne, disent MM. Prévost et Dumas,
un animal jusqu'à la syncope, que tout mouvement
musculaire est aboli, que l'action du cœur et la res-

la paralysie et même la mort d'un membre est
l'effet inévitable de l'interception du sang qui y
était porté. C'est par elle que la circulation
générale, ou plutôt la grande circulation, concourt aux phénomènes sécrétoires, puisque l'impulsion artérielle, communiquée à la glande,
est le premier phénomène de la sécrétion.

Mais cette excitation suppose les organes parfaitement disposés à agir et jouissant de toutes
leurs facultés. Elle est le premier phénomène
de toute fonction, mais elle n'en détermine aucune en particulier, d'une manière directe.

Son but naturel n'est point de produire le
mouvement, mais de donner aux organes l'apti-
tude à se mouvoir sous l'influence de diverses
causes qui les mettent directement en jeu. Par-

---

piration demeurent suspendues pendant quelques minutes, il est presque certain que la vie est pour toujours
éteinte en lui. Alors si l'on injecte un liquide quelconque, soit de l'eau pure, soit du sérum du sang à 38°,
la mort n'en est pas moins la conséquence de l'hémorrhagie que l'animal a soufferte ; mais si l'on injecte du
sang d'un animal de la même espèce, chaque portion
de sang injectée ranime sensiblement cette espèce de
cadavre, et ce n'est pas sans étonnement qu'après lui
en avoir rendu une quantité égale à celle qu'il a perdu,
on le voit respirer librement, se mouvoir avec facilité,
prendre de la nourriture, et se rétablir complètement
lorsque l'opération a été bien conduite. Blundell et
Dieffenbach ont obtenu des effets analogues.

tout elle doit être considérée comme *condition* et non comme *cause*. Cette distinction, dit Buisson, est importante et fondamentale. Ainsi, l'impulsion communiquée au muscle par le sang, est la condition nécessaire pour qu'il puisse se contracter, mais non la cause de la contraction, puisque le muscle reçoit l'impulsion sanguine, lors même qu'il est dans le plus parfait repos, et persiste encore dans ce repos après l'avoir reçue.

On a mis en question, dit M. Adelon, si le sang artériel agissait par lui-même ou s'il alimentait seulement le système nerveux, qui, rouage suprême du corps, était seul conducteur, seul cohibent du fluide vital, et déterminant tous les phénomènes de la vie. Dans l'état actuel de la science, toutes ces opinions ne sont, d'après ce Physiologiste, que des vues hypothétiques de l'esprit. Sachons nous arrêter, ajoute-t-il, où les phénomènes ne peuvent plus être saisis, peut-être un jour ira-t-on plus loin. Mais aujourd'hui on sait seulement que le sang artériel est un stimulus vital, et conséquemment que toutes les fois qu'il différera de l'état normal, il modifiera les actions organico-vitales.

Ce Physiologiste nous paraît, en cette occasion, s'exprimer sur ce point de la science avec un peu trop de réserve et de timidité. Et serait-ce porter trop loin les inductions physiologiques, que de regarder le sang comme servant à nourrir, à entretenir le système nerveux, et à le mettre à même d'accomplir ses fonctions? Plusieurs auteurs soutiennent cette idée en disant que, dans toute asphyxie, c'est moins parce que le sang veineux imprègne immédiatement les organes que ceux-ci meurent, que parce que ce fluide pénètre le système nerveux, qui dès-lors ne peut plus commander leur action. Cette proposition est peut-être un peu trop absolue, si l'on embrasse la généralité des êtres vivans ; mais elle est vraie, dit M. le Professeur Adelon, quand il s'agit des animaux supérieurs, et surtout de l'homme.

CHAPITRE DEUXIÈME.

De l'influence du cerveau.

Instrument des facultés intellectuelles et morales, présidant aux sensations et aux mouvemens volontaires, moyen d'union de toutes les parties comme centre principal du système nerveux, tenant sous sa dépendance immédiate plusieurs des fonctions qui sont prochainement nécessaires à la vie, le cerveau est conséquemment du nombre des organes dont le jeu ne peut être un instant interrompu.

1°. ACTION DU CERVEAU SUR LES POUMONS ET SUR LA RESPIRATION.

L'encéphale peut agir sur les poumons par les nerfs que le pneumo-gastrique leur fournit ; par ceux qu'il envoie au larynx et à la glotte ; par l'influence de la volonté sur le diaphragme , sur les muscles , soit inspirateurs , soit expirateurs ; enfin par des connexions sympathiques dont les moyens sont inappréciables. Toutefois l'influence exercée par les nerfs pneumo-gastriques , est , ce me semble , malgré l'opinion de Bichat , la plus immédiate et la plus parfaite. Les expériences faites successivement par MM. Dupuytren , Provençal , Legallois , Magendie , Wilson-Philip et Breschet , ne laissent aucun doute à cet égard. Ces trois derniers Physiologistes surtout ont eu soin , dans leurs essais , de distinguer les effets que produit la section de la huitième paire sur les mouvemens de la respiration, de ceux qu'elle produit sur l'hématose elle-même. Voici à peu près le tableau que M. Magendie trace des phénomènes que présentent les animaux soumis à cette expérience. D'abord les mouvemens de la respiration sont gênés , et plus particulièrement ceux de l'inspiration , qui deviennent plus étendus et plus accélérés ; la locomotion semble même fatiguer l'animal à tel point qu'il garde un repos parfait. Néanmoins l'hématose continue encore à se faire , mais plus tard tous ces désordres augmentent d'intensité ; le sang artériel devient noir, la température du corps baisse, et la mort arrive au milieu des angoisses les plus cruelles. Il est donc bien évident que l'action des poumons est soumise à l'influence des nerfs pneumo-gastriques. On peut en dire autant de l'hématose, qui s'éteint peu à peu dans les organes pulmonaires. Cette dernière circonstance nous explique, comme l'observe M. Coutanceau, les résultats négatifs obtenus par MM. Blainville et Brodie, en même temps qu'elle permet de concevoir la coloration du sang veineux dans quelques cas où l'on avait insufflé de l'oxigène dans les poumons, ainsi que l'a observé Dumas sur des animaux auxquels il avait préalablement coupé les nerfs de la huitième paire.

2°. ACTION DU CERVEAU SUR LE CŒUR ET LA CIRCULATION.

L'influence que l'encéphale exerce sur l'organe central de la circulation, est démontrée tous les jours par le trouble, le désordre, les altérations dans le mouvement du sang, qui correspondent aux divers états du système nerveux cérébral. Pour prouver que l'action du cœur était subordonnée à celle du cerveau, plusieurs Physiologistes ont, à l'exemple de Wilis, fait la section de la huitième paire ; mais comme la circulation ne cesse pas de se faire après cette opération, puisqu'on sent les battemens du cœur, cette subordination a été niée par quelques expérimentateurs. Si elle existait, disent-ils, la mort devrait se manifester aussitôt après l'opération. Or, non-seulement l'animal à qui on l'a pratiquée survit quelques heures, si l'on a soin de lier les vaisseaux au cou pour empêcher l'hémorrhagie et de remplacer la respiration par une insufflation pulmonaire. Enfin, ajoutent-ils, on a vu des fœtus naître sans cerveau, et vivre pendant plusieurs heures; d'où ils ont conclu que cet organe ne tenait point le cœur sous sa dépendance. Cette conclusion n'est rien moins que juste; car de ce qu'un animal a survécu à la section des nerfs de la huitième paire et à la décapitation (1), ce n'est point, à notre avis, une raison suffisante pour

---

(1) On pense bien que nous n'entendons parler ici que des animaux placés plus ou moins bas dans l'échelle, et les plus rapprochés de la naissance. Car dans les mammifères, et surtout dans l'homme, l'influence du système nerveux cérébral étant aussi grande que possible, sa décapitation entraîne une mort prompte, soudaine, instantanée. Nous dirons donc à ceux qui prétendent avoir vu des individus marcher encore, après la décapitation, l'espace d'une *aune*, ou remuer un sabre et s'en frapper la poitrine, ce que nous avons déjà dit à ceux qui soutenaient avoir vu des hommes parler, s'agiter, etc., après l'arrachement de l'organe central de la circulation.

rejeter cette dépendance que nous cherchons à établir. Si la mort ne survient pas instantanément, c'est que, malgré la section des nerfs, il y a toujours un reste d'influence nerveuse dans le cœur, laquelle met quelque temps à s'éteindre ; et que, pendant tout le temps qu'elle persiste, la circulation peut encore continuer à se faire en partie. Quant aux fœtus acéphales, nous dirons que l'influence cérébrale sur le cœur étant peu marquée, et même nulle pendant la vie intra-utérine, on peut expliquer d'autant plus aisément pourquoi ils ont pu vivre pendant plusieurs heures, que cette influence varie selon le rang de l'animal, son âge et le degré qu'occupe la fonction dans l'animalité. Il fallait donc se borner à dire que le cœur est plus indépendant de l'encéphale que d'autres organes. Toutefois, si la mort n'arrivait pas promptement par d'autres causes, et spécialement par la perversion de la respiration, on verrait les mouvemens du cœur s'affaiblir et se suspendre même après la section des nerfs de la huitième paire. Par là, se trouve justifiée la nécessité de l'action de l'encéphale sur le cœur et la circulation. Les rapports de continuité qui existent entre le cerveau et la moelle épinière, indiquent assez l'influence mutuelle de ces deux organes : je crois dès-lors inutile de la faire connaître.

3ᵈ. ACTION DU CERVEAU SUR L'ESTOMAC ET LA DIGESTION.

Ici cette action ne peut être méconnue. Tous les expérimentateurs ont prouvé que la section du nerf pneumo-gastrique au cou entraînait la paralysie de l'estomac , et par conséquent l'inaptitude de cet organe a effectuer l'acte de la chimification.

Lorsque nous avons cherché , dit Edward Ware (1), à reproduire la stimulation galvanique pour remplacer l'influence qu'exercent les nerfs qui n'ont pas été divisés, nous n'avons pu , avec le Docteur Brougthon , obtenir les mêmes effets , ni arriver aux mêmes conclusions que Wilson-Philip. Nos résultats étant tout-à-fait opposés aux siens , nous nous voyons forcés de reconnaître l'inexactitude de ses expériences avec la pile galvanique , et nous sommes disposés à nier qu'il y ait aucune bonne raison qui puisse faire croire à l'identité du fluide électrique et *du principe mystérieux de la vie.* Dans toutes les expériences que nous avons faites , la mort a paru plutôt résulter de l'état des poumons que de celui de l'estomac; car l'engorgement et l'embarras qui ont lieu dans les organes de la respiration , ont pour dernier résultat d'opposer

---

(1) Voy. les expér. pub. par ce Physiologiste, dans *The norh american med. and surg.* Journ. , Avril 1828.

un obstacle absolu à l'accès de l'air dans les cellules qui terminent les bronches, et d'occasioner par suite la suffocation.

D'après la grande analogie qui se trouve entre le fluide nerveux et le fluide électrique, plusieurs Physiologistes contemporains ont, comme Wilson-Philip et autres habiles expérimentateurs, prétendu que le fluide électrique pouvait remplacer le fluide nerveux (1), et entretenir les mouvemens organico-végétaux. Sans nous inscrire en faux contre les divers faits propres à justifier, jusqu'à un certain point, un rapprochement entre les deux fluides dont il vient d'être question, nous n'en ferons pas moins observer que, si un courant galvanique a, lors de la section des nerfs, entretenu les fonctions, ce n'a été que pendant un temps fort court; et le fluide galvanique n'a, selon nous, évidemment agi ici que comme stimulus, et en déterminant le développement de la portion d'influence nerveuse qui n'était pas encore éteinte.

---

(1) Nos connaissances sur la sécrétion du fluide nerveux se bornent à de simples analogies ; car on n'a jamais pu apercevoir ni ce fluide, ni aucun nerf qui le sécrétât. Dans les hydres, les rotifères, etc., qui sont privés de système nerveux, on ne saurait raisonnablement supposer l'existence de ce fluide.

'On a bien vu , dit le Docteur Andrew Ure (1) , des cas de léthargie ou de suspension de l'action organico-vitale , produits par la maladie ou par des accidens dans lesquels le rappel à la vie a eu lieu après l'interruption de ces fonctions apparentes , bien plus longue que celle qui était survenue dans l'individu qui fut l'objet des expériences que nous communiquâmes le 10 Décembre 1818 à la société littéraire de Glascow.

Lorsqu'une mort apparente est causée par des gaz suffocans , et qu'il n'y a point de lésion organique , il est probable qu'une expérience galvanique, judicieusement dirigée, pourra , si quelque chose le peut , restaurer l'activité des fonctions. Les moyens adoptés jusqu'à présent en pareil cas , pour administrer l'électricité voltaïque , sont , j'ose le croire , très-défectueux. Nous n'apercevons de même aucun avantage à faire passer les décharges électriques directement par le cœur et les poumons , en traversant la poitrine. Conformément aux principes si bien développés par Wilson-Philip , et qui ont été

---

(1) Voy. l'exposé des expér. faites sur le corps d'un criminel , immédiatement après l'exécution , avec des observations physiol. et philosoph. , imprimé dans le jour. *of science and the arts* , n° 12 ; trad. de l'anglais et inséré dans les Annales de chim. et de phys., tom. 14, pag. 337 à 353.

vérifiés et confirmés de nouveau , nous trans
mettrions le long du canal des nerfs ce fluide
électrique propre à remplacer , *jusqu'à un certain point ,* l'influence nerveuse , ce fluide qui
est peut-être capable d'éveiller ses facultés as-
soupies. Oui , sans doute , on peut former le
brillant espoir de retirer du galvanisme un avantage immense , et d'élever ce merveilleux agent
au rang qu'il mérite , parmi les moyens les plus
énergiques de la santé et de la vie de l'homme (1).

S'il est possible de juger de l'action d'un organe
sur les autres par le nombre et l'importance de
ses fonctions ainsi que par les modifications
qu'il suscite sur tout le système vivant , l'encéphale peut être mis au nombre de ceux qui
exercent le plus d'influence. Tous les muscles ,
tous les nerfs , la moelle épinière , le grand
sympathique lui-même et tous les sens sont
dans ses attributions. Et bien que le cerveau

---

(1) Un des plus illustres, un des plus savans Professeurs
de la Faculté de médecine de Montpellier, M. Delpech ,
se livre, en ce moment , à des recherches aussi curieuses
qu'intéressantes sur le rôle que joue le fluide électrique
dans la production des phénomènes organico-vitaux. Si
ces recherches acquièrent , comme nous n'en doutons
point , toute la célébrité dont jouit cet habile expérimentateur , elles ne pourront que concourir très-effica-
cement aux progrès de la science et au soulagement
de l'humanité.

soit un composé de parties distinctes , ayant chacune leurs phénomènes particuliers, il forme cependant un système unique dans lequel toutes les parties concourent vers un même but , et ont une action réciproque sur l'énergie commune.

CHAPITRE TROISIÈME.

De l'influence de la moelle épinière.

1°. ACTION DE LA MOELLE ÉPINIÈRE SUR LE CŒUR ET LA CIRCULATION.

Par ses rapports directs , soit avec le cerveau , soit avec les différentes parties du corps , la moelle épinière est le principal agent de transmission dans la manifestation des mouvemens volontaires. La physiologie expérimentale nous a appris , en outre , qu'elle agit d'une manière non douteuse sur la production de la sensibilité , de la chaleur animale , de la transpiration cutanée , etc. , etc. Celle qu'elle exerce sur le cœur n'est pas moins évidente. Si on détruit la moelle épinière , les mouvemens du cœur ne peuvent suffire à la circulation. Legallois a même prétendu qu'elle seule en recelait le principe (1) , et qu'ils ne pouvaient avoir lieu sans elle. Mais comme , d'un côté ,

(1) Conférez ses expériences sur le principe de la vie, etc. ; Paris, 1812.

on a vu des cœurs continuer de battre après l'entière séparation du corps, et, de l'autre, des fœtus naître sans cerveau et sans moelle épinière, on en a conclu que le cœur pouvait exécuter des battemens non-seulement sans moelle épinière, mais encore indépendamment de toute influence nerveuse. Haller, Bichat et autres ont avancé qu'il n'agissait que par son irritabilité propre et nécessaire, et qu'il ne pouvait agir autrement. La vérité se trouve entre ces deux opinions également exagérées : *Un cœur isolé du reste du corps continue à battre ; il y a donc en lui des mouvemens automatiques, spontanés, primitifs ; mais ses mouvemens sont faibles, parce qu'il n'est point influencé par le système nerveux ; mais de ce que le cœur a la propriété d'exécuter des battemens spontanés ou automatiques, on aurait tort de conclure qu'il peut remplir ses fonctions indépendamment de toute influence nerveuse.* Nous observerons seulement que, selon les âges, le cœur est plus ou moins lié à la moelle épinière. Chez les jeunes sujets, le cœur a une action plus isolée (1). Par exemple, le fœtus jouit d'une existence pour ainsi dire végétative, comme les êtres qui occu-

---

(1) Et en admettant même que le cœur pût agir, pendant quelque temps, sans la moelle épinière, on serait toujours forcé de convenir que quand ce centre nerveux existe, son action lui est subordonnée.

pent les degrés les plus inférieurs de l'échelle
zoologique ; il n'a qu'un besoin très-borné du
système nerveux : voilà pourquoi la vie peut se
continuer dans les fœtus amyelencéphales (1) ;
mais lorsque les liaisons du système nerveux avec
les organes deviennent plus nécessaires, le cœur
de ce fœtus ne se suffit plus, et la mort en est la
conséquence directe. De ces faits, il résulte que
l'influence de la moelle épinière sur le cœur et la
circulation est nécessaire, indispensable même
au libre et entier exercice de cette importante
fonction.

(1) La mort subite de ces fœtus, qui arrive presque constamment au moment de la naissance, ne fait
que confirmer notre opinion touchant la nécessité de
l'influence nerveuse pour l'entretien des mouvemens du
cœur. Si l'on nous objectait que cette raison n'est rien
moins que valable, vu que des fœtus sont non-seulement
venus à terme, mais qu'ils ont respiré, qu'ils ont même
vécu plusieurs heures après la naissance sans encéphale,
ni moelle épinière, nous répondrions que le grand sympathique, qui est la première partie nerveuse formée,
comme s'en sont convaincus Gall, Ackermann et beaucoup d'autres, a présidé seul à l'innervation chez les
fœtus dont il vient d'être question. Telle est, au reste,
l'opinion professée par Reil, Bichat, Broussais et la
plupart des Physiologistes contemporains. Le grand sympathique mérite donc le nom de *système nerveux orga-*
nique qui lui a été donné.

2°. ACTION DE LA MOELLE ÉPINIÈRE SUR LES POUMONS ET LA RESPIRATION.

Les faits suivans rendent cette action incontestable. Si on coupe la partie supérieure de la moelle, l'animal perçoit le besoin de respirer, mais il ne respire pas ; car, pour que la respiration ait lieu, il faut qu'il y ait intégrité des nerfs qui se distribuent aux muscles inspirateurs. Si on incise la moelle cervicale au-dessous de l'origine du dernier nerf inspirateur, on voit que la respiration continue toujours à se faire. Les nerfs expirateurs étant fournis par la moelle lombaire, lorsqu'on ne coupe que cette dernière, l'inspiration a lieu ; mais l'expiration ne s'opère alors que par l'élasticité des cartilages costaux. Enfin, si on intéresse les parties supérieures de la moelle rachidienne, la mort arrive. On meurt sur le champ, si l'on intéresse le bulbe rachidien. Qui oserait maintenant contester l'influence intime de la moelle sur les poumons et la respiration ? C'est à cause de cette influence spéciale que Ch. Bell a donné à plusieurs nerfs situés sur les parties latérales de la moelle allongée, le nom de *nerfs respiratoires*.

3°. ACTION DE LA MOELLE ÉPINIÈRE SUR L'ESTOMAC ET LA DIGESTION.

La section ou la destruction d'une partie de la

moelle épinière ralentissent d'une manière très-marquée, affaiblissent considérablement, finissent même par suspendre complètement l'action digestive de l'estomac. Indépendamment de cette influence directe de la moelle épinière sur ce viscère, elle en produit nécessairement une sur les organes eux-mêmes ; nous voulons parler de cette action nerveuse qui s'exerce dans l'épaisseur des tissus, qui influence la nutrition et l'absorption, et qui, pour être obscure, n'en est pas moins réelle.

CHAPITRE QUATRIÈME.

De l'influence des poumons.

1°. ACTION DES POUMONS SUR LE CŒUR ET SUR LA CIRCULATION.

Par une modification chimique très-importante qu'ils impriment au sang, les poumons concourent puissamment à l'existence. Tout ce qui entrave ou affaiblit cette fonction, produit le trouble et la faiblesse dans tous les organes. C'est, en effet, par le sang artériel que toutes les parties sont mises en jeu, et la grande influence que nous avons attribuée au cœur sur toutes les fonctions est entièrement subordonnée à l'action des poumons. Parmi les nombreuses expériences qui ont été faites depuis Galien jusqu'à nos jours, pour mettre hors de doute cette subordination, la suivante , consignée dans les ouvrages de Hunter , me paraît péremptoire. Cet auteur ouvrit la poitrine d'un chien vivant ; il enleva le sternum et les cartilages , coupa le péricarde , et examina ce qui se passait dans le cœur, pendant qu'avec un soufflet particulier , inventé pour ce but et fixé dans la trachée-artère , on imitait artificiellement le jeu de la respiration. Or, voici ce qu'on observa : 1° les oreillettes ne se contractaient qu'avec peine , et elles étaient toujours fort éloignées de se vider complètement ; 2° les ventricules étaient mous et facilement compressibles pendant leur diastole ; 3° ils devenaient durs pendant leur systole ; 4° lorsque son action allait finir , le cœur se dilatait , au point d'avoir un volume presque double de son volume ordinaire. A l'instant que la respiration était interrompue , le cœur cessait d'agir. Si , avec une seringue adaptée à la trachée-artère , on soutire brusquement l'air contenu dans les poumons, la respiration se continue quelque temps avec peine , mais elle cesse enfin , et avec elle le mouvement du cœur. La raison de ces phénomènes , dit Dumas , est dans la nécessité que le sang reçoive des poumons une élaboration particulière, qui le rende propre à stimuler efficacement le cœur.

Si nous examinons maintenant ce qui se passe dans l'inspiration , nous verrons le sang arriver facilement dans les cavités droites du cœur , qui

semblent exercer sur lui une véritable aspiration.
Mais lors de l'expiration, tous les organes contenus dans le thorax, et principalement les poumons, sont comprimés, de sorte que le sang ne
pouvant plus circuler librement dans les vaisseaux
de ces viscères spongieux, stagne dans l'artère
pulmonaire, dans les cavités droites du cœur,
et reflue même dans les veines caves et leur principales divisions. Il suffit, pour s'assurer de ce
mouvement rétrograde du liquide, de mettre à
découvert la veine jugulaire d'un animal et de
l'ouvrir avec une lancette ; on voit alors le jet
du sang augmenter beaucoup pendant l'expiration, et être presque nul pendant l'inspiration.
Les travaux de Haller, de Lorry et de Lamure,
ne laissent rien à désirer sur ce point. Ces Physiologistes, dit M. Coutanceau (1), argumen-
taient de ce fait bien établi pour prouver que
la marche rétrograde du sang veineux était la
cause de la congestion sanguine qui a lieu dans
diverses parties, telles que le cerveau, la rate,
la face, pendant les efforts violens auxquels les
mouvemens respiratoires prennent une part si
active. Mais il n'est pas vrai que la stagnation
du sang soit due uniquement à ce mouvement
rétrograde du sang veineux ; elle provient aussi

---

(1) Voyez Dict. de méd., t. 18, pag. 344.

de ce que, par suite de la pression exercée sur le cœur pendant l'expiration, cet organe se contracte avec plus d'énergie et projette avec plus de force le sang dans l'aorte et ses divisions et jusqu'aux veines qu'il distend. M. Magendie s'est assuré de la réalité de ce dernier phénomène par une expérience très-simple : après avoir mis à découvert les jugulaires interne et externe d'un chien, et les avoir liées, il pratiqua une ouverture au-dessus de la ligature à la jugulaire externe, et il vit que le jet du sang, faible pendant l'inspiration, devenait considérable pendant l'expiration. Il en conclut avec raison que la distension des veines et la congestion sanguine des diverses parties, qui se remarque lors de l'expiration, devaient être rapportées non-seulement à la rétropulsion du sang veineux, mais à l'abord d'une quantité plus grande de sang artériel.

2°. ACTION DES POUMONS SUR LE CERVEAU, SUR LA MOELLE ÉPINIÈRE ET SUR LEURS MOUVEMENS.

Les poumons agissent sur le cerveau et sur la moelle épinière par l'intermède des systèmes sanguin et nerveux. Les mouvemens non interrompus des organes respiratoires en déterminent dans la masse du cerveau qui leur correspondent avec une telle uniformité, que ce dernier viscère se soulève à chaque expiration et s'abaisse à chaque inspiration (1).

La moelle épinière présente le même phénomène, comme s'en est assuré M. Magendie.
Cet habile expérimentateur mit à découvert,
sur un chien de moyenne taille, la moelle épinière un peu au-dessus de la région lombaire.
Il ne put alors y méconnaître un mouvement

---

(1) Ces mouvemens du cerveau, en rapport avec la
respiration, ont été depuis long-temps observés. Schit-
ling les a décrits dans un Mémoire inséré dans le
premier volume des savans étrangers. Il a montré que
le cerveau s'élève dans l'expiration et qu'il s'affaisse dans
l'inspiration.

Dans le moment d'une forte expiration ou d'un effort,
dit M. Magendie, tous les organes pectoraux ou abdominaux sont comprimés, le sang artériel est chassé
plus particulièrement dans les branches de l'aorte as-
cendante. Ce sang arrive donc avec plus d'abondance
vers la tête, et tend à passer plus promptement dans
les veines qui doivent le ramener vers le cœur ; ce qui
arriverait aussitôt, si les veines étaient libres. Mais la
pression exercée sur les organes pectoraux a aussi fait
refluer le sang veineux dans les vaisseaux qui le contiennent. Or, ce sang a bientôt rencontré celui qui
vient du côté des artères ; le vaisseau se distend, et
ce cours du liquide est suspendu dans les veines : dès-
lors il est tout simple que le cerveau se gonfle et s'élève ;
mais aussitôt que l'expiration a cessé, la dilatation qui
se fait dans la poitrine aspire, en quelque sorte, le
sang de la veine cave supérieure ; les veines qui y abou-
tissent se vident aussitôt, et le cerveau s'affaisse.

très-marqué en rapport avec la respiration : affaissement pendant l'inspiration, gonflement pendant l'expiration. Le phénomène était tellement marqué, que l'air s'introduisait avec bruit dans le canal vertébral pendant que l'animal inspirait, et qu'il en était chassé quand l'animal expulsait l'air de ses poumons. Afin de s'assurer que ce mouvement avait lieu dans la moelle, et non dans la dure-mère, M. Magendie fendit cette membrane dans toute l'étendue de l'ouverture faite au canal rachidien, et il acquit la conviction que le mouvement avait lieu par le gonflement de la moelle.

Si du sang artériel cesse d'être fourni par le poumon, le cerveau reçoit un sang noir, peu propre à l'exciter. On voit dès-lors ses fonctions s'affaiblir, et même se suspendre. Nous avons vu que, dans l'inspiration, le sang circule mieux dans le poumon ; qu'il soulage ainsi les cavités droites du cœur et désemplit les veines ; que, dans l'expiration, il se montrait des effets opposés. Or, cet effet a lieu autant et peut-être plus pour le cerveau que pour les autres organes. Voilà pourquoi il s'engorge toutes les fois que l'expiration survient en succédant à l'inspiration. Voilà pourquoi la face est si injectée et les sinus remplis de sang après les asphyxies et toutes les morts violentes.

3°. ACTION DES POUMONS SUR L'ESTOMAC ET LA DIGESTION.

Les mouvemens continuels des organes pulmonaires exercent une action favorable sur le travail de la digestion. Quand les efforts respiratoires sont portés trop loin , les digestions en sont souvent troublées , les alimens passent , avant d'avoir suffisamment été élaborés , de l'estomac dans les intestins qu'ils irritent. Les poumons influencent aussi le premier de ces viscères par la nature du sang qu'ils préparent ; et lorsqu'ils sont engorgés , la muqueuse gastrique s'injecte ; de là , tant de méprises et de disputes au sujet de l'inflammation. Il est rare que les poumons s'engorgent sans que la rate ne se gonfle et que les veines porte et cave inférieure n'éprouvent des obstacles. De là résultent l'engorgement et l'œdématie des membres inférieurs , l'amaigrissement général , l'empâtement du foie et le changement de couleur à la peau.

CHAPITRE CINQUIÈME.

De l'influence de l'estomac.

Organe essentiel de la nutrition , l'estomac , à partir de la naissance , prépare , pour toutes les parties du corps , les matériaux de leur accroissement et de leur réparation. L'influence puissante qu'il exerce sur tout l'organisme , et principalement sur l'encéphale , le cœur et les poumons , nous fait sentir combien il mérite d'appeler et de fixer l'attention du Médecin , non-seulement en santé , mais encore et surtout dans l'état de maladie.

1°. ACTION DE L'ESTOMAC SUR LE CERVEAU ET SUR SES FONCTIONS.

Lorsqu'une cause quelconque vient à exalter la sensibilité du système digestif, le cerveau languit et n'exerce plus ses facultés librement. Aussi nous voyons que quand l'estomac se trouve fatigué du poids des alimens livrés à son action , les causes des sensations ne font que glisser sur nous sans produire leur impression accoutumée. Nous sommes inattentifs , distraits , incapables d'idées suivies , en même temps que nous éprouvons de l'impatience et de la tendance à l'emportement. Une propension marquée au sommeil décèle ordinairement la période d'activité de la digestion. La plupart des animaux se couchent et s'endorment après avoir mangé.

2°. ACTION DE L'ESTOMAC SUR LE CŒUR ET SUR LA CIRCULATION.

Cette action est rendue évidente par les phénomènes suivans : le cœur concentre et accélère son action , ce qui rend le pouls fréquent et peu développé ; les sécrétions et les exhalations excrémentitielles , notamment celles de l'urine et de la transpiration cutanée , sont diminuées ; les capillaires cutanés paraissent vides ; la circulation

activée vers les viscères abdominaux qui contri-
buent à la digestion, y coïncide particulièrement
avec l'accroissement des sécrétions biliaire et pan-
créatique.

3°. ACTION DE L'ESTOMAC SUR LES POUMONS ET SUR LA RESPIRATION.

Courte, à cause de l'obstacle apporté à l'abais-
sement du diaphragme , la respiration se fait
davantage par les côtes et précipite ses mouvemens pendant l'acte de la digestion ; nous sommes
peu disposés à parler , et notre voix , plus ou
moins affaiblie par la gêne de la respiration , ne
se prête ni au discours , ni au chant.

Enfin , l'organisme entier se trouve influencé
par la digestion. Quand elle se fait rapidement
et sans obstacle , on voit toutes les fonctions se
ranimer et prendre une énergie nouvelle. Si , au
contraire , elle ne s'effectue pas en temps convenable, toutes languissent. Telles sont les influences
mutuelles qui existent entre le cœur , le cerveau,
la moelle épinière , les poumons et l'estomac. Ces
cinq organes tiennent pour ainsi dire tous les
autres sous leur dépendance et l'esclavage , qu'on
nous passe cette expression. Ceux-ci ne participent
à la vie qu'en y concourant. Tout s'enchaîne cependant, tout sympathise dans l'organisme : tout
tend à démontrer cette *unité*, cette *individualité
physiologique*, aussi nécessaire à la vie qu'à la
conservation de la santé.

Quelqu'inébranlable que puisse être le dogme de l'unité, tel que nous le concevons (1), nous allons le fortifier par des nouvelles données fournies par ce qu'on appelle *solidarité physiologique*, sans toutefois mettre à contribution toutes celles que nous pourrions invoquer. De cet ensemble de preuves, jaillira une vérité qui ne doit plus enfin être méconnue, savoir : que tous les phénomènes qui se passent en nous sont l'effet nécessaire, le produit immédiat de l'organisme.

CHAPITRE SIXIÈME.

De la solidarité physiologique (2).

Si, pour ne laisser aucun doute sur l'ordre et la mesure qu'on aperçoit dans le corps humain, qui n'est qu'un, quoique divisé en plusieurs parties, il était besoin de nouvelles preuves, nous les trouverions dans la solidarité des organes. C'est sur cette condition primordiale de l'économie vivante que se fonde souvent la Chi-

---

(1) Plusieurs Physiologistes font découler ce dogme de l'existence d'un être hypothétique logé dans le corps et différant essentiellement de ce dernier.

(2) On entend, en physiologie, par solidarité, cette condition primordiale du corps vivant, en vertu de laquelle un organe cessant de remplir sa fonction, est remplacé par un autre, de sorte que la vie et même la santé échappent au danger qui semblait les menacer.

rurgie, lorsque, pour le salut de l'ensemble, elle se résout à opérer des destructions locales. Les faits propres à démontrer les rapports de *solidarité* entre les organes du corps en tant que vivant, sont on ne peut plus nombreux : nous nous bornerons aux suivans.

La menstruation est une fonction si essentielle dans l'économie de la femme, que, pour la maintenir, il n'est pas de voie ni de moyens qui ne puissent être mis en usage lorsque l'utérus est devenu impropre à en satisfaire le besoin. M. le Professeur Lallemand (1) dit avoir vu à l'Hôtel-Dieu de Paris une femme qui, à la suite d'une frayeur et de quelques imprudences commises pendant la menstruation, eut une suppression des règles ; et depuis lors chaque époque menstruelle trouvait chez elle sa crise dans une hématémèse qui durait trois ou quatre jours ; quand le travail de la digestion commençait, l'estomac devenait le siége d'une congestion et d'un épanchement de sang ; ce qui s'accompagnait de frissons, de malaise, de refroidissement des extrémités, etc. Bientôt après le vomissement avait lieu ; mais ce qui est fort extraordinaire, c'est que la malade ne rendait que des caillots de sang quelquefois très-considérables et toujours sans le *moindre mélange d'ali-*

_____

(1) Obs. pathol. propres à éclairer divers points de physiol., 2ᵉ édit., pag. 102.

mens ou de boissons. Après une demi-heure environ, le calme se rétablissait et la digestion se continuait comme dans l'état de santé parfaite.

Toutes les sécrétions remplissent, les unes à l'égard des autres, des services de solidarité. Ainsi, on observe que chez les nourrices qui ont beaucoup de lait, les autres sécrétions sont moins abondantes. Marcellus Donatus raconte qu'une jeune religieuse frappée de terreur par des fantômes et atteinte des convulsions de l'hystérie, éprouva une suppression complète d'urine qui dura plusieurs mois : pendant tout ce temps, il se manifestait au creux de l'estomac une sueur si abondante, qu'il en coulait plusieurs livres de liquide par jour. Lorsqu'un poumon est devenu inhabile à agir pour l'utilité du système, son congénère acquiert une plus grande activité et un volume plus considérable ; il en est de même des deux reins : l'ablation de l'un d'eux sur un animal vivant détermine une augmentation d'énergie dans la vitalité de l'autre, et la fonction se fait d'une manière pour ainsi dire irréprochable dans ce dernier.

Sans doute tout organe pris au hasard dans le corps ne suffit pas pour en suppléer un autre quelconque dont l'action vient à être suspendue. Ces rapports de solidarité n'existent, à proprement parler, qu'entre certaines parties qui ont un rapport essentiel de fonctions : tels sont les

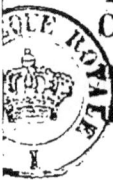

deux reins entr'eux, les reins avec la peau et la surface intestinale, l'utérus avec les poumons, les narines, l'estomac, etc.

Bien que les rapports de solidarité n'existent d'une manière tranchée qu'entre cértains organes, il faut cependant convenir que, dans l'organisme, tout concourt à un seul acte, comme aussi un seul acte concourt à tout le reste : *confluxio una, conspiratio una et consentientia omnia.* (Hipp.) Cette dernière espèce de rapport, de laquelle découlent toutes les autres liaisons inter-organiques, quoique n'étant pas tout-à-fait semblable à la solidarité proprement dite, rentre cependant dans la loi fondamentale de l'unité.

Mais il ne suffit pas d'avoir démontré, par des faits authentiques empruntés à la physiologie, la nécessité de l'influence mutuelle des organes pour la conservation de la santé et le maintien de la vie ; il importe surtout de prouver, par des exemples de sympathies morbides, que l'altération d'un organe peut nuire à leur action, mettre la vie en danger, et amener même la mort par le dérangement plus ou moins profond des fonctions qui lui sont confiées. Ces preuves pathologiques, qui ne feront que sanctionner les précédentes, seront exposées dans le même ordre, c'est-à-dire que nous décrirons successivement les altérations des cinq organes principaux qui ont déjà fait l'objet de nos méditations physiologiques.

SECTION QUATRIÈME.

PATHOLOGIE DU CŒUR.

CHAPITRE PREMIER.

Si beaucoup de choses échappent à l'observation du Médecin, c'est qu'il va chercher trop souvent loin de la constitution, la cause première des maladies. C'est là pourtant qu'elle existe dans une foule de circonstances ; c'est là qu'il pourrait la trouver, s'il étudiait chaque organe en particulier, et si, par l'histoire physiologique des maladies, il s'efforçait de reconnaître le mode de relation des divers systèmes de l'économie. Les considérations dans lesquelles nous allons entrer, mettront, je l'espère, cette proposition hors de doute.

1°. DE L'ACTION MORBIDE DU CŒUR SUR LE CERVEAU.

Les phénomènes les plus naturels, comme les médicamens les plus efficaces, produisent des désordres lorsqu'ils sont portés au-delà de leur mesure ordinaire : ainsi, l'abord du sang au cerveau, qui, dans l'état physiologique, est l'excitant naturel de cet organe, devient, lorsqu'il est trop brusque et trop impétueux, la cause de divers accidens ; en sorte que l'intégrité des fonctions du cerveau est liée, non-seulement au mouvement que lui communique le sang, mais encore à la somme de ce mouvement, qui doit être toujours dans un juste milieu. Trop faible et trop impétueux, il est également nuisible.

Si l'on observe avec attention, et pendant quelque temps, les individus atteints d'hypertrophie du ventricule gauche du cœur dans un état plus ou moins avancé, on ne tarde pas à s'assurer que l'excès d'action de cet organe apporte beaucoup de dérangement dans les fonctions du cerveau, et devient souvent la cause de maladies graves et mortelles : ces individus éprouvent des bouffées de chaleur à la face, qui prend une couleur rougeâtre ou violacée, une vive sensibilité dans les yeux, des illusions d'optique, des éblouissemens, quelquefois des convulsions dans les muscles de la face, de la tristesse sans motif, du découragement et une fâcheuse perspective dans l'avenir, des rêves effrayans, des réveils en sursaut qui rendent le sommeil plus fatigant que réparateur, de l'insomnie, d'autres fois un affaissement et un coma plus ou moins profonds, surtout après les repas, un battement précipité des carotides et des artères temporales, ou un gonflement des jugulaires, des tintemens d'oreilles, des céphalalgies habituelles plus ou moins fortes, des vertiges, des pertes de connaissance, voire même du délire. Ces divers symptômes

sont ordinairement les avant-coureurs d'une attaque d'apoplexie ou de quelque phlegmasie
cérébrale.

M. Richerand va nous fournir un fait important pour le sujet que nous traitons. En Avril
1807, notre illustre collègue, le Professeur Ca-
banis, eut, dit cet auteur (1), une attaque
d'apoplexie ; les secours de l'Art réussirent à dissiper les premiers accidens. Deux autres attaques
reparurent dans le courant de l'Automne. Au
Printemps de cette année, de nouveaux symptômes firent craindre une rechute ; enfin, le 6
Mai, un dernier coup d'apoplexie foudroyante
termina en peu d'heures des jours si précieux aux
sciences et à l'amitié.

L'ouverture du cadavre présenta le ventricule
gauche du cœur d'un volume et d'une force triples
au moins du volume et de la force ordinaires.
Les parois de cette cavité musculaire avaient plus
d'un pouce d'épaisseur, en sorte qu'au premier
coup d'œil il y avait disproportion évidente entre
l'organe central d'impulsion et le reste de la
machine. Les ventricules du cerveau contenaient
au moins huit onces de sang coagulé. L'irruption
avait été si violente, que la cloison du *septum
lucidum* était rompue, et que les éminences
saillantes à l'intérieur de la cavité, comme les

_____

(1) Nosog. chirurg., tom. 4, pag. 147, 5ᵉ édition.

couches optiques et les corps striés, étaient dé-
sorganisés dans leur substance.

Dans les recherches anatomico-pathologiques
sur l'encéphale et ses dépendances, M. le Professeur Lallemand a consigné plusieurs observations propres à constater cette influence du
ventricule gauche du cœur, non-seulement dans
la production de l'apoplexie, mais encore dans
celle de l'inflammation de l'arachnoïde. Le n° 13
de sa première lettre peut être cité surtout
comme un exemple très-concluant. Enfin, en
analysant les faits nombreux que M. Rostan a
insérés dans son traité sur le ramollissement du
cerveau, on ne peut s'empêcher d'attribuer souvent cette maladie à l'irritation nutritive du ventricule aortique. Quoique cette action du cœur
sur l'encéphale et ses dépendances n'ait été
signalée d'une manière bien exacte que par MM.
Richerand, Legallois, Bricheteau, Lallemand,
Bertin, Bouillaud, Sablairoles, etc., elle avait
été cependant reconnue par Nicolas Massa, Vésale, Gibellini, Baglivi, Laurent, Lancisi,
Valsalva, Baillou, Albertini, Morgagni et quelques autres auteurs.

2°. DE L'ACTION MORBIDE DU CŒUR SUR LES POUMONS.

Avoir démontré l'influence de l'hypertrophie
du ventricule gauche du cœur sur le cerveau,
c'est avoir prouvé celle de l'hypertrophie du

ventricule droit sur les poumons. Dans le principe , cette influence se manifeste seulement chez
quelques sujets par une dyspnée passagère qui
a lieu la nuit , et qui revient à des intervalles
plus ou moins éloignés , de manière à faire
croire que le malade est asthmatique. Au bout
d'un temps plus ou moins long , les palpitations
et la difficulté de respirer deviennent habituelles ; l'anxiété augmente ; le malade éprouve
de plus en plus le besoin d'avoir la tête et la
poitrine élevées ; il ne peut plus rester couché
horizontalement ; il est menacé de suffocation ;
il a des quintes de toux , quelquefois sèches,
plus souvent suivies d'expectoration laborieuse
et comme convulsive d'un mucus clair et vis-
queux , mêlé par intervalles d'une certaine quantité de sang ; enfin , le malade est obligé de
se tenir constamment assis , et même d'avoir
les jambes pendantes ; il désire continuellement
de changer de position , et ne se trouve bien
dans aucune ; l'anxiété est à son comble ; la
dyspnée est portée jusqu'à la suffocation , et
la mort vient frapper sa victime au milieu des
plus fortes angoisses.

Dans le mémoire que M. le Docteur Rostan
a publié, sur l'asthme des vieillards , nous trouvons des observations qui prouvent d'une manière péremptoire cette action du ventricule
droit du cœur sur les poumons. Nous nous
bornerons à en citer une seule.

La sœur Laurence, âgée de 71 ans, d'une petite stature, étouffait, d'après son rapport, tous les Hivers. Elle était souvent venue à l'infirmerie pour cet accident, qui cédait à quelques moyens employés, mais surtout au retour du Printemps. Le 22 Mars 1817 la suffocation nocturne était imminente ; la malade éprouvait de la toux, expectorait des crachats muqueux, écumeux ; le côté gauche du thorax rendait un son mat à la percussion ; le pouls était inégal, irrégulier ; il n'existait pas des palpitations ; l'appétit était nul, les urines supprimées, la faiblesse extrême ; la face était livide et bouffie ; les membres inférieurs infiltrés. La mort survint le 24 Mars au matin.

Autopsie cadavérique. Extérieur. Embonpoint médiocre, enflure des extrémités inférieures, poitrine étroite, allongée, déprimée du côté droit. *Thorax. Côté droit.* Poumon petit, gorgé de sang, offrant des taches violettes, crépitant, cavité contenant quatre onces de liquide. *Côté gauche.* Sérosité plus abondante (une livre) ; poumon refoulé, peu volumineux, engoué, crépitant ; bronches rouges ; cœur dilaté, volumineux ; ventricule gauche ordinaire ; orifice aortique un peu resserré ; ventricule droit fort épais, ayant près d'un demi-pouce d'épaisseur. *Abdomen* : il n'offre rien de remarquable.

L'angine de poitrine n'est aussi souvent qu'une

conséquénce de l'hypertrophie du ventricule droit
du cœur. Nous pourrions citer plusieurs faits à l'appui de cette opinion. On conçoit que les hémop-
tysies, les apoplexies pulmonaires, s'opèrent par
le même mécanisme que l'apoplexie cérébrale,
dans le cas d'hypertrophie du ventricule aortique
du cœur. On conçoit également qu'il n'est pas
rare de voir se déclarer une inflammation, soit
de la plèvre, soit du poumon, sous l'influence
de la maladie qui nous occupe. L'observation
16 de M. Laennec (1) en est une preuve évidente. Enfin, Wepfer, Bonet, Morgagni, Lieu-
taud, Corvisart, Bertin, Bouillaud, Louis et
autres auteurs rapportent plusieurs faits qui
démontrent l'influence que les maladies du cœur
ont sur la formation et les progrès de l'hy-
drothorax.

3°. DE L'ACTION MORBIDE DU COEUR SUR L'ESTOMAC.

Le cerveau et les poumons ne sont pas les
seuls organes qui se trouvent lésés par l'état
morbide du cœur. L'appareil digestif ne reste
point étranger à cette influence. L'appétit diminue, les digestions se dérangent ; il survient
des douleurs à l'épigastre qui s'accompagnent
de vomissemens plus ou moins fréquens. Les

(1) Voyez son traité de l'auscultation, 2ᵉ édit.,
tom. 1, pag. 518.

ouvrages de Corvisart et de Laennec démontrent hautement cette vérité. Le cours de la lymphe se ressent aussi de la lésion de l'organe central de la circulation. On peut en dire autant de toutes les autres parties du corps. Mais elles ne se trouvent pas toujours influencées de la même manière. Ainsi, l'atrophie du cœur, si bien observée par Sénac, Testa, Burns, Kreisig, Laennec, Bertin et Bouillaud, les prive de la quantité de sang qui leur est nécessaire. De là, un dérangement notable dans toutes les fonctions. Les malades se plaignent d'une extrême faiblesse qui leur permet à peine de se soutenir ; ils sentent l'impossibilité de fixer leur attention sur un sujet quelconque ; ils éprouvent des sifflemens d'oreilles, des défaillances, des syncopes, dans lesquels la mort peut avoir lieu. Si la circulation cesse tout à coup, presqu'instantanément aussi l'on tombe privé de la vie. Les organes ne cessent d'agir que parce qu'il ne leur arrive plus de sang : ils s'arrêtent dans l'ordre de leur susceptibilité.

CHAPITRE DEUXIÈME

Pathologie de l'encéphale.

Pour exercer librement ses fonctions, pour transmettre sa puissante influence au reste du corps, pour que celui-ci, à son tour, remplisse, d'une manière régulière, celles qui lui sont confiées, l'organe cérébral a besoin d'être dans un état d'intégrité et de vigueur, c'est-à-dire, dans l'état physiologique ou normal. Cette proposition va être rendue sensible par les faits suivans.

1.° INFLUENCE DE L'ÉTAT MORBIDE DU CERVEAU SUR LES POUMONS.

Tous ceux qui ont eu occasion de voir des malades atteints d'une affection de l'encéphale ou de ses dépendances, ont observé, tantôt une précipitation extraordinaire des mouvemens respiratoires, tantôt, au contraire, un ralentissement considérable, tantôt une intermittence de ces mêmes mouvemens, tantôt un râle stertoreux, tantôt enfin le hoquet et des accès convulsifs. Personne n'ignore qu'il est beaucoup de maladies dont les symptômes partent de la poitrine, quoique l'anatomie pathologique ne montre que des altérations dans le crâne. Vésale parle d'une petite fille hydrocéphale qui éprouvait une toux violente accompagnée d'une grande difficulté de respirer, toutes les fois qu'on imprimait de légers mouvemens à sa tête. A l'ouverture du cadavre, on ne trouva absolument aucune lésion dans les poumons. Cette action de la tête sur la poitrine est très-bien mise en évidence par deux observations que cite Morgagni dans sa 15e lettre, l'une d'après son maître Valsalva, l'autre d'après lui-même.

Elles ont pour objet deux personnes qui, étant mortes d'une maladie pendant laquelle les organes pulmonaires avaient paru immédiatement intéressés, n'ont cependant présenté après leur mort aucune trace d'altération ailleurs que dans le cerveau.

2°. INFLUENCE DE L'ÉTAT MORBIDE DU CERVEAU SUR LE COEUR.

La réaction des maladies cérébrales sur le système circulatoire n'est pas moins sensible. Et c'est sans doute cette réaction qui a porté quelques Médecins à avancer que le cerveau, centre de la vie de relation, était aussi l'intermédiaire par lequel se généralisaient les maladies primitivement locales et se produisaient les irradiations fébriles. Quoiqu'il en soit de cette opinion, toujours est-il que, dans une attaque d'apoplexie, le pouls est tantôt fort, roide et développé, tantôt petit et concentré ; que, dans l'inflammation de l'arachnoïde, il est lent, mais le plus ordinairement fréquent. Il n'est pas rare de le trouver intermittent et souvent irrégulier, surtout dans la troisième période. Les exemples nombreux que MM. Parent-Duchatelet et Martinet ont consignés dans leur histoire théorique et pratique sur l'arachnoïdite, en sont des preuves irrécusables.

3°. INFLUENCE DE L'ÉTAT MORBIDE DU CERVEAU SUR L'ESTOMAC.

Les organes digestifs se trouvent doublement

soumis à la puissance cérébrale, et parce qu'ils sont des organes de sensations particulières, et parce que, dans l'exercice de quelques-unes de leurs fonctions, ils réclament l'intervention de la volonté. Il est constant, en effet, que si l'inflammation du cerveau les rend inhabiles à remplir leurs fonctions, il devra en résulter la perte des sensations internes dont le siége est dans la cavité abdominale, et des mouvemens nécessaires à l'excrétion volontaire des matières fécales et urinaires. Or, c'est précisément ce qui arrive. On sait aussi que le vomissement est difficile et quelquefois même impossible chez les individus affectés de maladies cérébrales très-graves, telles qu'une phlegmasie étendue et profonde, une apoplexie foudroyante, etc. L'explication de ce phénomène dérive de celle que nous venons de présenter. D'autres fois, au contraire, on observe des vomissemens pour ainsi dire continuels. Ils semblent dépendre surtout de l'irritation de l'arachnoïde. Les ouvrages des Médecins observateurs ne laissent indécis que pour choisir des faits concernant l'influence de la tête sur le bas-ventre. Tous ceux qui ont lu les ouvrages de Bonet, de Morgagni et de nos anatomo-pathologistes, ont dû voir que le cerveau des malades dont ils avaient fait l'ouverture, était seul altéré, quoiqu'on n'eût observé que des symptômes abdominaux. Tout le monde sait combien les plaies de tête

dérangent les fonctions du système digestif. Il
serait superflu d'invoquer en preuve les suppu-
rations, les abcès du foie, que tous les Chirur-
giens comptent comme des accidens inséparables
de ces lésions cérébrales, et dont plusieurs cher-
chent vainement le principe ailleurs que dans les
sympathies de l'encéphale et de l'estomac.

Ce que nous venons de dire de l'influence des
affections cérébrales sur les fonctions de l'appareil
digestif, s'applique exactement à celle que ces
mêmes affections exercent sur les fonctions des
organes urinaires. Lorsque le cerveau se trouve
absolument privé de son action normale, il n'y a
plus de perception du besoin de rendre les urines,
plus de mouvemens volontaires pour concourir
à leur excrétion. Les conséquences sont faciles à
prévoir.

Si à ces troubles fonctionnels, dus évidemment
à une lésion encéphalique, nous ajoutons un sentiment de malaise général, de froid partout le
système musculaire, des lassitudes, des douleurs,
un brisement dans les membres, la paralysie, divers changemens dans la température, etc., etc.,
nous aurons passé en revue tous les désordres,
nés sous l'influence des affections morbides de
l'encéphale et de ses dépendances.

Que si l'on vient nous objecter que, dans quelques cas, on n'a trouvé après la mort aucune
modification organique dans le cerveau, appré-

ciable par les sens , nous répondrons que cela
peut tenir , d'une part , à l'imperfection de nos
moyens d'investigation , et de l'autre , à ce que
plusieurs circonstances se sont nécessairement
opposées aux progrès de l'anatomie pathologique
de cet organe. Citer la structure délicate et peu
connue du cerveau , le peu d'apparence des altérations de sa substance dans des maladies carac-
térisées par des symptômes violens , la difficulté
de comparer l'état morbide avec l'état sain , ré-
sultant , dit Georget , de ce que peu de malades
meurent sans accidens cérébraux ; enfin , le peu
de soin qu'on a dû mettre à chercher les altérations encéphaliques , par suite des opinions admises sur les maladies *vitales ,* c'est déjà faire
sentir , d'une manière suffisante , le peu de fondement de l'objection faite et reproduite sans cesse
par les partisans du vitalisme, ou si l'on veut par
ceux qui ne cessent de crier qu'il y aurait de
l'indiscrétion à demander constamment à la mort
les secrets de la vie. Mais si avec la conviction
qu'il ne peut y avoir de lésion de fonction sans
modification quelconque de l'organe , l'on observe
attentivement les cerveaux dont les fonctions auront été troublées pendant la vie, l'on découvrira
une foule d'altérations jusque-là inaperçues , soit
dans la coloration et la consistance générale ou
partielle des deux substances et des méninges ,
soit dans la forme , la position , le volume des

différentes parties de l'encéphale, soit enfin des traces variées des phlegmasies aiguës ou chroniques de cet organe. Cette objection tombe donc d'elle-même, s'évanouit devant les services immenses que nous rend tous les jours l'anatomie pathologique.

CHAPITRE TROISIÈME.

Pathologie de la moelle épinière.

Les considérations physiologiques que nous avons présentées plus haut sur la moelle épinière, ont dû faire pressentir le rôle de ses altérations dans l'économie animale. Il est aisé de concevoir, en effet, que, par ses connexions multipliées avec les organes de la vie intérieure, elle doit déterminer en eux des désordres fonctionnels plus ou moins grands, désordres qui ont dû conduire souvent un observateur superficiel ou inattentif à supposer le siége du mal dans les viscères dont les fonctions étaient troublées, tandis que ces symptômes n'étaient que l'expression d'une lésion du cordon rachidien.

1°. INFLUENCE DE L'ÉTAT PATHOLOGIQUE DE LA MOELLE ÉPINIÈRE SUR LE CERVEAU.

S'il existe une inflammation aiguë dans le renflement supérieur de la moelle épinière, on voit survenir des convulsions dans les muscles de la face, le trouble des sens, la céphalalgie et un délire furieux,

2°. INFLUENCE DE L'ÉTAT PATHOLOGIQUE DE LA MOELLE ÉPINIÈRE SUR LES POUMONS.

La respiration est difficile, accélérée, tumultueuse, très-pénible, accompagnée d'anxiété, d'angoisses avec sueur froide, et d'un sentiment pénible à la région précordiale ; elle ne s'opère plus que par le diaphragme. C'est en étudiant avec attention les mouvemens de la fonction qui nous occupe en ce moment, qu'on peut reconnaître la justesse des observations intéressantes de C. Bell, relatives aux blessures de la moelle épinière.

D'après les faits publiés par M. Ollivier d'Angers (1), on peut assurer que la respiration, qui est constamment altérée, est d'autant plus gênée que la blessure ou la compression de la moelle épinière existe plus haut. La lésion est subitement mortelle vis-à-vis l'articulation occipito-atloïdienne. Un peu au-dessous, la respiration s'opère par les muscles respirateurs externes. Le diaphragme n'y participe pas, non plus que les muscles intercostaux. Aussi, dans la contraction violente des muscles du cou et des épaules (conférez l'observation 13, publiée par M. Ollivier), voit-on les malades exercer des efforts pour soulever et dilater les parois thoraciques ; l'ab-

(1) Voyez son traité de la moelle épin., tom. 1, pag. 314 ; 2ᵉ édit., Paris, 1827.

domen n'éprouve aucun changement, et l'on n'aperçoit pas à chaque inspiration les viscères de cette cavité repoussés en bas et en avant, et les muscles abdominaux se contracter lors de l'expiration.

L'acte respiratoire s'effectuant ainsi incomplètement par suite de la paralysie du diaphragme et des muscles intercostaux et abdominaux, le blessé est constamment tourmenté par une dyspnée pénible ; à chaque instant, la suffocation est imminente (1) ; aussi la mort est-elle ordinairement rapide. Mais lorsque la blessure est inférieure à l'origine des nerfs phréniques, au niveau de la 5e ou 6e vertèbre, la respiration est plus libre, le malade inspire avec force ; mais l'expiration n'a lieu que par l'effet de l'élasticité du tissu pulmonaire et la pression mécanique exercée par les parois du thorax, qui reviennent sur elles-mêmes après avoir été soulevées. Aucun effort musculaire ne peut concourir à cet acte de la respiration, parce que les nerfs intercostaux et ceux qui animent les muscles abdominaux, sont paralysés,

---

(1) M. Ollivier a vu la myélite aiguë simuler une angine de poitrine (obs. 77°). A l'état chronique, elle produit des palpitations, de l'essoufflement, des suffocations fréquentes : aussi, je ne doute pas, dit cet auteur, que cette inflammation soit souvent la cause de l'asthme, que quelques auteurs ont décrit comme idiopathique ou essentiel.

et ne peuvent plus associer les mouvemens nécessaires pour effectuer une expiration complète.
Nous terminerons en disant que plus les lésions
se rapprochent de la partie inférieure de la région
dorsale, moins la dyspnée est considérable.

3°. INFLUENCE DE L'ÉTAT PATHOLOGIQUE DE LA MOELLE ÉPINIÈRE SUR LE CŒUR.

La myélite aiguë, ayant son siége dans la portion dorsale entre les deux renflemens, détermine
un trouble sensible dans les fonctions de l'appareil
circulatoire. Le pouls est ordinairement fréquent,
développé, irrégulier, tumultueux; il existe, en
un mot, un état fébrile général marqué par
l'excitation de toutes les fonctions (1). Dans quelques cas, cette phlegmasie influence tellement le
cœur, que la violence et l'étendue de ses mouvemens peuvent faire croire, dans le principe,
qu'un anévrisme est la cause des désordres fonc-

---

(1) Hoffmann a particulièrement insisté sur ce point en
traitant de la nature et de la cause des fièvres. Il n'est
point douteux, dit-il, que la condition formelle, la cause
fondamentale de la fièvre, ne consiste dans une affection
spasmodique du genre nerveux, dont la source ou le siége
est principalement dans la moelle épinière. Cette opinion
a été de nouveau développée par M. Rayer, dans le 12ᵉ
volume du Dictionnaire de médecine, et par M. Gosse,
de Genève, dans le traité des maladies rhumatoïdes,
qu'il a publié en 1826.

tionnels qu'on observe. C'est ce qui eut lieu chez
la malade qui fait le sujet de l'observation 79°
citée par M. Ollivier. Les battemens du cœur
étaient tellement tumultueux, durs et étendus,
qu'on avait cru à l'existence d'une affection ané-
vrismale de cet organe. L'autopsie cadavérique
démontra le contraire. Chez un individu dont
l'histoire est rapportée par M. Serres, dans le
journal de physiologie que publie M. Magendie,
on avait également diagnostiqué d'abord une di_
latation avec hypertrophie des cavités gauches
du cœur, qui fut trouvé sain et sans aucune
apparence anévrismatique, quoique, pendant le
cours de la maladie, il se fût manifesté tous les
caractères essentiels de cet état maladif. M. Pinel
fils a inséré, dans le même journal, des observations analogues.

4°. INFLUENCE DE L'ÉTAT PATHOLOGIQUE DE LA MOELLE ÉPINIÈRE
SUR L'ESTOMAC.

L'influence que les altérations de la moelle
épinière exercent sur les organes contenus dans
l'abdomen, va nous être démontrée par les faits
suivans.

Quand la portion supérieure de ce cordon nerveux est le siége de l'inflammation, il y a souvent
des vomissemens qui menacent d'autant plus la
vie des malades, qu'on ne fait rien pour les
calmer, c'est-à-dire qu'on ne dirige point les

moyens thérapeutiques vers la source d'où ils émanent.

Si la phlegmasie s'est fixée sur la portion dorsale et la portion lombaire, ou mieux dans le renflement crural de la moelle, on observe des phénomènes particuliers dans la vessie, le rectum, l'utérus et les membres pelviens. Quelquefois ce sont des douleurs intestinales, une constipation opiniâtre ; d'autres fois, au contraire, des évacuations alvines involontaires, une difficulté d'uriner qui va en augmentant jusqu'à produire une ischurie complète par la paralysie de la vessie ; et de là l'écoulement des urines par regorgement.

Cette portion de la moelle épinière exerce aussi une influence manifeste sur l'utérus ; on a vu l'afflux périodique du sang accompagné de douleurs lombaires qui se dissipent après la cessation des règles. S'il y a grossesse, les parois utérines peuvent être frappées d'inertie lors de l'accouchement. Ce fait remarquable, qui semble prouver que l'utérus est alors en partie sous la dépendance du système nerveux des muscles volontaires, a été observé plusieurs fois par M. Brachet, de Lyon, et entr'autres sur une femme qui devint enceinte étant paraplégique. Des expériences faites sur les animaux ont également démontré à ce Médecin l'influence directe que la moelle lombaire exerce sur les contractions utérines (1).

_____

(1) Voyez son mémoire sur les fonct. du syst. nerv. ; Ganglio, Paris, 1823.

D'un autre côté, il paraît qu'une irritation vive
du renflement lombaire peut produire un effet
inverse, et déterminer, au contraire, dans l'utérus, des contractions subites et l'avortement :
tel est du moins le résultat des expériences rapportées par M. Serres, de l'Institut (1), et faites
sur les femelles de divers animaux.

Un autre phénomène bien remarquable et qu'on
observe assez fréquemment dans les lésions de la
moelle, c'est l'érection du pénis. Ce fait, constaté
depuis long-temps par M. Dupuytren, se trouve
signalé dans la plupart des observations que
M. Ollivier a consignées dans son estimable travail. Cette coïncidence singulière démontre que
le cervelet n'est pas le seul organe dont l'altération détermine un pareil symptôme.

Enfin, on a noté la paralysie des extrémités
inférieures et celle des muscles qui composent les
parois de l'abdomen, les convulsions partielles ou
générales, comme des symptômes indispensables
des lésions de la moelle épinière.

Les divers accidens que nous venons de signaler
n'avaient point échappé à l'esprit profondément
observateur des Anciens. On trouve, dans les
écrits d'Hippocrate, d'Arétée, de Galien, etc.,
plusieurs passages qui le prouvent d'une manière
incontestable.

_____

(1) Tom. 2, pag. 610.

CHAPITRE QUATRIÈME.

Pathologie des poumons.

Un léger coup d'œil jeté sur la phlegmasie des poumons ou de la membrane qui les recouvre, suffira pour rendre cette influence sensible.

1°. INFLUENCE DE L'ÉTAT MORBIDE DES POUMONS SUR L'ORGANE CENTRAL DE LA CIRCULATION.

En général, le pouls est d'abord plein, fort, dur, tendu, fréquent ; dans quelques cas, il est obscur, concentré ; il ne devient mou, petit, déprimé, inégal et intermittent, que quand l'inflammation est arrivée à son plus haut degré d'intensité.

2°. INFLUENCE DE L'ÉTAT MORBIDE DES POUMONS SUR L'ENCÉPHALE.

La face est altérée, injectée ; le malade éprouve des tintemens d'oreilles ; les yeux sont rouges, larmoyans, enflammés ; les jugulaires gonflées ; on observe une stupeur ou une agitation très-forte ; plus tard, des vertiges, des éblouissemens, du délire.

3°. INFLUENCE DE L'ÉTAT MORBIDE DES POUMONS SUR LA MOELLE ÉPINIÈRE.

On voit aussi quelquefois la pneumonie déterminer des symptômes qui simulent ou annoncent l'altération de la moelle épinière. L'observation

82°, que nous lisons dans le traité de M. Ollivier, en est une preuve certaine. Et quel est le Praticien qui n'a pas vu la phlegmasie pulmonaire offrir une diminution ou plutôt une oppression dans les forces des malades, leur faire éprouver des lassitudes, des convulsions des membres thoraciques et pelviens, des lèvres, des ailes du nez, des paupières et du globe de l'œil ? Ces divers phénomènes ont été notés avec soin par tous les bons observateurs, et notamment par Laennec, Broussais, Andral, etc.

4°. INFLUENCE DE L'ÉTAT MORBIDE DES POUMONS SUR L'ESTOMAC.

Les individus qui sont sous l'influence d'une inflammation des organes pulmonaires, éprouvent un dégoût prononcé pour les alimens, des nausées, quelquefois même des vomissemens. La langue est rouge, sèche, contractée, pointue, tremblotante ; la soif est vive et l'épigastre douloureux à la pression. Il peut y avoir constipation ou diarrhée ; mais au début, tous les couloirs, pour me servir des expressions de Bichat, sont momentanément fermés.

S'il était besoin de nouvelles preuves pour établir d'une manière péremptoire l'influence pathologique que les organes pulmonaires exercent sur toutes nos fonctions, nous les puiserions principalement dans cet état de mort apparente et imminente qui résulte primitivement

de la suspension de la respiration , et auquel
on a donné très-improprement le nom d'*asphyxie*.

Lorsque la respiration est suspendue par une
cause quelconque , et dans quel mode que ce
soit , l'individu qui éprouve cette pénible suspension ressent des angoisses inexprimables auxquelles succèdent des pesanteurs de tête et des
vertiges ; il y a perte de sens , des facultés
intellectuelles et affectives , de tout sentiment.
Presqu'en même temps , les muscles de la locomotion cessent de pouvoir se contracter , et le
malade ne pouvant plus se soutenir , tombe.
C'est alors , dit M. Adelon , qu'il y a mort
apparente. Il ne reste plus en effet de vie que
l'action de la circulation et les fonctions nutritives qui en dérivent. Ces fonctions elles-mêmes
s'arrêtent bientôt ; la circulation d'abord , puis
les sécrétions , la nutrition , la calorification. Si
la mort n'arrive que d'une manière graduelle ,
c'est parce que les organes ne jouissent pas
de la même susceptibilité , et que quelques-uns
reçoivent plus promptement que d'autres l'impression fatale ou mortelle que fait sur tous le
sang veineux. Le cerveau étant le premier affecté , meurt aussi le premier. Il prive par
conséquent l'économie entière de son influence
spéciale , de l'innervation , nouvelle cause de
mort pour toutes les parties. Ce tableau de
l'asphyxie est d'autant plus vrai, que la respi-

ration a été moins promptement et moins complètement suspendue.

CHAPITRE CINQUIÈME.

Pathologie de l'estomac.

1°. INFLUENCE DES AFFECTIONS MORBIDES DE L'ESTOMAC SUR L'ENCÉPHALE.

Cette influence , dont la pratique médicale accumule les preuves à chaque instant , a été connue dès la plus haute antiquité. Tous les Praticiens , en effet , ont eu occasion de voir des céphalalgies , des encéphalites , des arachnitis , des épilepsies , des manies , des apoplexies , qui étaient sympathiquement produites par une altération plus ou moins profonde de l'estomac. Baglivi nous fait remarquer que , dans les fièvres gastriques , tous les symptômes se font plus particulièrement sentir dans la tête que dans le ventricule , quoique celui-ci soit primitivement affecté. Stoll , qui a réuni une foule de faits précieux sur ce sujet , n'a tant multiplié sans doute l'emploi des émétiques que parce qu'il connaissait très-bien la grande influence de l'estomac sur toutes les autres parties du corps , et principalement son action spéciale sur l'organe encéphalique. MM. Prost , Broussais , Scoutteten et autres Médecins contemporains , n'ont pas craint d'avancer que quand l'estomac est irrité d'une manière aiguë ou chronique, le cerveau participe toujours aux mêmes nuances d'irritation.

Cette proposition, comme l'a très-bien observé M. le Docteur Sablairoles (1), ne nous paraît rigoureusement vraie, que lorsque l'inflammation de la membrane muqueuse de l'estomac se trouve bien établie; encore même faut-il qu'elle existe depuis un certain temps, pour que celle des méninges ait pu se développer. Sans doute, en vertu de la liaison étroite qui existe entre ces deux membranes, l'encéphale doit ressentir instantanément les souffrances de l'estomac. Mais n'y aurait-il pas de l'exagération à dire que les phénomènes qui se manifestent sont l'expression fidèle de la méningite? Les faits nombreux que l'auteur que nous venons de citer a consignés dans son ouvrage, le prouvent incontestablement. A l'ouverture des cadavres, en effet, on n'a trouvé, le plus souvent, aucun vestige d'inflammation ni dans l'encéphale, ni dans ses dépendances, malgré l'intensité des symptômes cérébraux. La membrane muqueuse de l'estomac et des intestins a présenté seule des altérations.

_____

(1) Voyez recherches d'anatomie et de physiologie pathologiques, relatives à la prédominance et à l'influence des organes digestifs des enfans sur le cerveau; Paris, 1826.

2°. INFLUENCE DES AFFECTIONS MORBIDES DE L'ESTOMAC SUR LA MOELLE ÉPINIÈRE.

L'influence des organes digestifs sur la moelle épinière a été également constatée par plusieurs observateurs, et notamment par MM. Ollivier, Billard et Petronnelli. On voit, dans les observations qu'ils rapportent, tous les symptômes pathognomoniques de la myélite, la myélite elle-même, survenir à la suite d'une affection gastrique. Il arrive souvent que les malades ne peuvent se mouvoir avec leur liberté ordinaire; ils se plaignent de lassitudes spontanées, d'un sentiment de pesanteur, de brisure dans les membres. On sait que Stoll ne parvint à guérir les rhumatismes qu'il observa en 1777, que par l'emploi des émétiques.

3°. INFLUENCE DES AFFECTIONS MORBIDES DE L'ESTOMAC SUR LE CŒUR,

Dans la gastrite, la fréquence très-considérable du pouls est presque toujours accompagnée de la petitesse et de la concentration du battement des artères. Loin de développer l'action du cœur, l'inflammation enchaîne l'action de cet organe, qui ne s'agite plus que tumultueusement. Le pouls est petit, serré, fréquent, quelquefois intermittent, presqu'insensible ou convulsif.

4°. INFLUENCE DES AFFECTIONS MORBIDES DE L'ESTOMAC SUR
LES POUMONS.

Les relations sympathiques de l'estomac avec
les poumons ne sont pas moins marquées. La
respiration est plus ou moins difficile, suivant
l'intensité des lésions de l'organe digestif. Lorsqu'il est atteint de phlegmasie, la respiration
est ordinairement très-fréquente, laborieuse et
entrecoupée par une toux légère, qui a reçu la
dénomination de *gastrique.* Cette toux est quelquefois accompagnée d'une expectoration claire,
muqueuse, écumeuse, parfois mêlée de stries
de sang, ce qui en a souvent imposé aux Praticiens, en leur fesant diriger leurs moyens
thérapeutiques contre un phénomène dont ils ne
retrouvaient plus de traces à l'ouverture du
cadavre, lorsque le malade succombait. C'est à
M. Broussais qu'appartient la gloire d'avoir fait
connaître la véritable étiologie de ce trouble
sympathique de la respiration. Il a pour caractère particulier de ne pas venir par quintes,
comme dans les affections pulmonaires, mais à des
intervalles rapprochés et comme par secousses.
Si cette toux, qui, dans le principe, n'est que
gastrique, persiste, elle détermine à la fin une
véritable phlegmasie de la membrane muqueuse
bronchique, et quelquefois même du tissu pulmonaire : *ubi stimulus, ibi fluxus.*

L'interception ou la perversion des sécrétions et des exhalations, attestent aussi l'influence que la gastrite exerce sur les organes chargés de ces fonctions. La sécheresse, l'aridité de la peau, son âcreté, ont été surtout notées avec soin par tous les observateurs. Plus tard, et dans le dernier degré de la prostration, la peau se couvre de pétéchies ou d'extravasations sanguines plus étendues ; il survient des escares gangréneuses sur les points qui supportent la moindre pression ; les vésications produites par les épispastiques sont bientôt le siége du même accident.

Des considérations dans lesquelles nous venons d'entrer, il résulte qu'un *consensus* particulier est aussi indispensable à l'accomplissement d'une fonction, que l'est un *consensus* général, universel, à la conservation de la santé, au maintien de la vie ; que l'existence ne peut se maintenir dans un état d'intégrité parfaite qu'en tant que les organes sont dans un état normal, et qu'ils exercent les uns sur les autres une influence mutuelle ; que cette influence est surtout nécessaire pour les organes principaux ; car si l'un d'eux vient à faillir, il entraîne tôt ou tard l'altération des autres, par le défaut du renouvellement des choses nécessaires à la vie particulière de chacun d'eux. Mais cette connexion étroite, mais cet accord parfait entre tous les organes du corps humain en tant que vivant, ne sauraient et ne pourraient se maintenir sans l'intervention, sans l'influence des agens extérieurs. Nous sommes donc tout naturellement conduits à jeter un coup d'œil sur le mode d'action des corps environnans sur celui de l'homme.

SECTION CINQUIÈME.

CHAPITRE PREMIER.

De la nécessité de l'influence des agens modificateurs sur le corps de l'homme, pour la conservation de la vie et le maintien de la santé.

Le nombre ainsi que les variétés des corps qui composent l'Univers, sont infinis, et aucun de ces corps n'est isolé dans son existence. Tous, au contraire, entretiennent des rapports ; tous exercent sur les autres des actions réciproques.

Les nombreux phénomènes, les divers actes de l'économie animale, supposent l'action d'un ou de plusieurs organes, et une cause extérieure qui détermine cette action : c'est pour cela même que toutes les parties des corps organisés sont douées de la faculté de réagir d'une certaine façon quand elles ont été sollicitées par un agent en rapport avec leur nature. Brown a généralisé cette pensée, en disant que la vie elle-même est le produit de l'excitabilité par les excitans, c'est-à-dire, l'excitation elle-même : vivre, d'après cet auteur, n'est donc autre chose qu'être excité. Mais pour tirer parti de ce principe, il fallait, comme l'a très-judicieusement observé M. Broussais, étudier toutes les parties du corps en rapport avec les agens externes d'excitation ; rechercher comment les organes s'excitent réciproquement les uns les autres ; étudier attentivement les effets des excitans externes et internes sur chacune de nos parties. Or, c'est ce que Brown ne fit pas. Il traita l'excitation d'une manière abstraite , c'est-à-dire en la séparant des organes , et se jeta de prime-abord dans l'ontologie ; ensuite il appliqua aux organes eux-mêmes ce qu'il avait rêvé sur l'excitabilité. Il soutint que l'excitabilité , considérée d'une manière générale , comme une modification de la vie , se consume et s'épuise par l'action des excitans ou par l'excitement. De ce principe il déduisit une foule de conséquences plus ou moins fausses.

L'homme ne peut exister que par l'excitation qu'exercent sur les organes les milieux dans lesquels il est forcé de vivre. Ainsi l'embryon qui vient d'être conçu ne peut conserver la vie que par l'excitation que produisent sur lui les matériaux propres de la nutrition. Mais lorsque par leur moyen ses organes sont arrivés au terme convenable , c'est de l'action non interrompue des modificateurs externes que l'enfant doit retirer les uns et les autres. Il en est dont il lui serait impossible de se passer , auxquels il ne pourrait se soustraire sans le plus grand danger.

Sans eux l'inaction succéderait à l'activité , et la cessation de la vie en serait la conséquence

9

inévitable. Tous ces faits étant des résultats de chaque moment et toujours visibles, il serait plus que superflu de les examiner en détail. Qu'il nous suffise de dire que, de cette connexion intime, de cet ordre admirable entre toutes les parties de l'économie et du commerce continuel qu'elle entretient avec tous les corps de la Nature, non moins que de leurs rapports mutuels, il résulte un état dans lequel tous les organes, jouissant de leurs entières facultés, exécutent avec aisance, régularité et harmonie, les fonctions qui leur sont confiées : cet état est connu sous le nom de *santé*. Mais, hâtons-nous de le dire, ce libre et régulier exercice de toutes les fonctions, dont nous avons fait la condition de la santé, n'existe, pour ainsi dire, jamais d'une manière absolue. Il y a toujours un ou plusieurs viscères qui prédominent sur les autres. Mais tant que cette prédominance ne devient pas excessive, tant qu'il n'y a point trop de désacord entre l'action des organes, tant qu'on n'observe point de dérangement incompatible avec la conservation de la vie ou susceptible d'occasioner des souffrances ou un malaise plus ou moins permanent, on dit que l'homme jouit d'une bonne santé, c'est-à-dire que tout est en lui comme il doit être.

CHAPITRE DEUXIÈME.

De la maladie.

Mais si au lieu de tendre à la conservation de la santé, qui est le but général et unique de la formation du corps, les organes ne remplissent pas convenablement leurs fonctions, s'ils ne peuvent parcourir les périodes ordonnées, s'ils ne peuvent nous faire arriver au développement et au terme que le Créateur nous a accordés, on dit alors qu'il y a *maladie*.

L'homme malade n'est, dans toutes les circonstances, que l'homme vivant ; mais avec des modifications autres que celles qui constituent la santé. La maladie, qui reconnaît toujours pour cause une lésion plus ou moins profonde de l'organisation, n'est donc pas essentiellement et dans son principe, différente de la santé, mais seulement dans le mode. On ne peut pas dire, en effet, que l'homme sain et l'homme malade soient deux êtres distincts. C'est toujours le même être variant seulement dans ses moyens. Concluons donc que la maladie de même que la santé dépend toujours de l'organisation, c'est-à-dire que la première n'est que l'exercice irrégulier et anormal des fonctions ou des mouvemens des organes, et la seconde, au contraire, en est l'exercice normal.

Cette définition, conséquence vigoureusement

déduite d'une étude approfondie de l'homme ,
nous fait voir combien sont absurdes toutes les
opinions de ceux qui viennent nous dire que la
maladie consiste tantôt dans une lésion d'un prétendu principe vital , d'une méprise ou aberration
de ce principe , comme s'il méditait ; tantôt que
c'est une lésion de la somme générale des forces ,
tantôt que c'est une répartition inégale, une concentration de ces forces , et mille autres absur-
dités pareilles.

Comment peut-on dire que la maladie est le
vice d'un principe vital que personne n'a vu ?
Nous avons suffisamment prouvé qu'un tel principe répugnait à tous les actes de l'économie ,
soit dans l'état sain , soit dans l'état malade.

D'autres nous disent , sans apporter aussi aucune preuve à l'appui , que la maladie consiste
dans une lésion de la somme générale des forces.
Mais qu'est-ce qu'une somme générale des forces ?
Est-ce que ces forces sont susceptibles de s'addi-
tionner et de composer une somme ? Ce doit être
le résultat d'une opération bien singulière. Et
c'est cette somme qui est malade ! Qu'on se figure une maladie quelconque, un panaris, par
exemple , alors voilà une somme de forces affec-
tée. Les tissus n'y sont pour rien ; n'allez pas
croire que ce soit une maladie fort locale du
doigt ; c'est , au contraire , une maladie très-
générale , puisqu'elle affecte la somme des forces ,

eu, si vous aimez mieux, il y a dans ce doigt une répartition inégale, une concentration de la somme de ces forces. Il faut en convenir, elles doivent tenir bien peu de volume. Au reste, ce n'est là qu'une partie de la pathologie trans-cendante des auteurs qui ont émis de pareilles opinions, et qui, le croirait-on ? osent même les soutenir dans l'état actuel de la science. *Trahit sua quemque voluptas.*

CHAPITRE TROISIÈME.

De la force médicatrice de la Nature dans les maladies.

Le mot *Nature*, que l'on emploie si souvent d'une manière si vague, a reçu des acceptions différen-tes : on s'en sert, tantôt pour désigner les lois générales qui président à l'existence de tout ce qui compose l'Univers (1), tantôt pour désigner l'Uni-vers lui-même, par conséquent les corps orga-nisés et inorganiques qui le forment. Pris dans un sens plus restreint et appliqué à des objets particuliers, le mot *Nature* indique la manière d'être, les qualités ou propriétés qui résultent des élémens d'une chose. Enfin, presque tous

---

(1) La Nature est alors considérée comme la puissance créatrice de l'Univers : *Natura naturans ;* dans ce sens, elle est Dieu même, ou l'émanation de ses décrets éternels.

les Médecins de l'antiquité (à la tête desquels on peut mettre Hippocrate) , et beaucoup de Modernes , attribuent à la Nature des efforts constamment dirigés vers le but de la conservation du corps , et une sorte d'intelligence des moyens capables de prévenir ou de guérir ses maladies. La réaction de la *Nature* contre un agent matériel quelconque , premier moteur des désordres morbides , constituait *la maladie* qui, était un véritable combat entre la nature conservatrice et la cause morbifique , et dans lequel de la victoire de l'un ou de l'autre dépendait uniquement le salut ou la perte du malade.

Ces données principales prirent le plus grand essort dans l'école des Animistes. Sthal , leur chef, consacra sa vie tout entière au soin de les étendre , de les soutenir par toutes sortes de moyens , et de proclamer cette puissance occulte , souverainement sage et prévoyante , qui tendait toujours , disait-il , à la conservation de l'individu. Il ne se borna point , comme le Vieillard de Cos , à mettre en lumière ses efforts intelligens et conservateurs dans les maladies aiguës ; il lui supposa encore la conscience de ses propres actes , des vues et des façons d'agir constamment raisonnées et toujours en rapport avec ses fins.

Aujourd'hui toutes ces idées métaphysiques , toutes ces vues jetées au-delà de la portée humaine sur des objets entourés de nuages , ont beaucoup perdu de leur prix , même aux yeux des esprits aventureux ; et si ces théories , purement hypothétiques , ne sont pas entièrement dissipées , on peut dire du moins qu'elles ne tarderont pas à l'être , quels que soient les efforts de ceux qui veulent encore les soutenir.

Considérée dans l'homme , la Nature n'est point un principe , une cause ayant une existence isolée , et donnant à la matière l'aspect humain ; c'est la structure , c'est l'action organique. Dans l'homme malade , c'est encore cette structure , cette action , mais lésée , dérangée , plus ou moins éloignée de l'état normal. On conçoit dès-lors qu'il ne peut point y avoir et qu'il n'y a point , en effet , d'intentions bénévoles dans la Nature humaine malade ; il n'y a qu'une tendance à revenir à l'état normal , et cette tendance produit quelquefois un résultat diamétralement opposé ; car on ne doit point oublier que si la Nature guérit , la Nature aussi tue , et toujours d'après les mêmes lois ; c'est à quoi malheureusement ne pensent pas ceux qui font de la Nature humaine une *sorte de génie invisible , protecteur du corps de l'homme.*

Admettre une nature particulière , c'est , comme le remarque Robert Boyle , se figurer une idole , une sorte de divinité particulière à la façon des payens et des idolâtres , qui plaçaient des Naïades et des Nymphes aux fontaines pour

faire écouler leurs ondes , des Dryades aux chê-
nes pour les faire croître , etc. C'est une espèce
d'idolâtrie et de polythéisme indigne d'une saine
philosophie , que de supposer ainsi des puissances autres que celles de la divinité , réglant tout
par sa sagesse et son intelligence suprême.

La question qui nous occupe en ce moment
étant de la plus haute importance dans l'exercice de notre Art , il devient indispensable de
décider par des preuves positives , déduites de
l'expérience et de l'observation , s'il existe réellement un principe spécial conservateur , isolé du
corps et indépendant de l'âme , qu'on a dé-
signé sous le nom de *nature, de force médicatrice ;*
ou bien si c'est le mécanisme propre de sa
structure organique en fonctions ; si c'est le jeu
forcé de toutes les pièces ou parties qui constituent tous les phénomènes qui se passent en
nous.

L'homme de l'Art , suivant sa détermination ,
sa croyance , doit se conduire tout différemment ; car si nos corps sont dépourvus de ce
principe conservateur , médicateur , si le jeu et
la réaction de leurs pièces ne sont que des
dérangemens organiques , il doit s'appliquer constamment avec la plus vive sollicitude à rétablir
l'ordre , l'équilibre , par tous les moyens pos-
sibles , comme un habile mécanicien qui règle
les rouages et les ressorts d'une montre. Il fera

donc presque toujours une Médecine active et énergique ; il n'accordera point une confiance exclusive , comme ne l'ont que trop fait les partisans de Stahl , à des prétendus efforts salutaires et constamment conservateurs.

Au contraire , si l'on adopte l'opinion qu'il existe dans nos corps un principe régulateur , infiniment prévoyant et habile , qui non-seulement les organise dans le sein maternel , mais encore qui conduit nos appétits , suscite en nous des besoins , ouvre des voies de salut , sans être appris par qui que ce soit , et même indépendamment de nos volontés , de notre raison , le Médecin n'a pour ainsi dire alors rien à faire. Spectateur tranquille , observateur patient , il contemple tout dans une sage expectation ; ce n'est que dans ces emportemens , dans ces fureurs ou dans ces violentes crises , qui compromettent assez souvent l'existence du malade , qu'il se décide à tempérer ces excès avec douceur , à corriger avec bienveillance les erreurs de cette Nature , à dissiper son aveuglement funeste en lui montrant des voies salutaires d'excrétion , à son choix et sans gêner sa liberté.

Lorsqu'on examine bien attentivement et sans prévention tous ces prétendus efforts conservateurs , on voit qu'ils sont non-seulement inefficaces, mais même nuls dans une foule de maladies , notamment dans celles qui se déclarent chez les

vieillards. Que si l'on allait arguer de l'affaiblis-
sement de leur organisation, nous montrerions
qu'il existe souvent des germes de maladies, soit
héréditaires, soit inoculées, soit contractées par
la contagion, qui, loin d'être combattues dans
le corps humain par la force médicatrice, se développent, s'exaltent, envahissent peu à peu toute
l'économie et la ravagent. Ainsi, la syphilis né-
gligée dans les climats froids, infecte progressi-
vement divers systèmes organiques, et s'enracine
profondément de plus en plus. Comment se fait-
il que le *virus rabieïque* reste caché pendant un
certain temps dans l'économie animale, et qu'il
éclate ensuite avec tant d'énergie, avec tant
d'atrocité ? Pourquoi la force médicatrice n'a-
t-elle pas, dans sa sage prévoyance, chassé du
corps, qu'elle tend toujours à conserver, un
ennemi aussi terrible, aussi funeste ? Pourquoi
n'opère-t-elle pas la destruction des germes morbifiques de scrophules, du cancer, etc., etc.,
loin de les laisser se propager ? Pourquoi avec une
nature aussi éminemment conservatrice, sommes-
nous atteints de maladies longues et douloureuses ?
Pourquoi le terme de notre existence ne se pro-
longe-t-il pas indéfiniment ? Pourquoi voit-on se
manifester des vomissemens violens et souvent
salutaires lorsqu'on a avalé un poison âcre et cor-
rosif ; et pourquoi cette force conservatrice s'en-
dort-elle dans une lâche stupeur par l'ingestion

des poisons narcotiques ? Ceux-ci sont-ils moins
dangereux ? ou bien n'est-ce pas , au contraire ,
parce que , dans le premier cas , des substances
caustiques stimulent fortement l'estomac ; tandis que , dans le second , l'opium engourdit
le système nerveux ?

Gardez-vous cependant de susciter des doutes ,
en vous élevant jusqu'au blasphême , sur l'effica-
cité de ce principe conservateur. Il préside à
tous les actes de la vie , aux plaisirs de la veille
et aux douceurs du repos nocturne. Mais comme
le génie du vieil Homère , il est lui-même susceptible de sommeiller parfois dans sa totalité ou
dans certaines portions , comme le prouvent évidemment la léthargie , plusieurs affections ner-
veuses , etc. Ne s'assoupit-il point par degrés lorsqu'un froid rigoureux vient plonger le corps
humain dans une somnolence qui n'aura point
de réveil , si l'Art n'y apporte un prompt remède ? De mauvais plaisans avanceraient qu'alors
ce principe se glace et se gèle. Si , au contraire ,
un individu s'expose dans un appartement à
l'action d'un grand feu produit par la combus-
tion du charbon , vous le voyez bientôt tomber
asphyxié. Il n'a plus de souffle , plus de mouvement , plus de vie. Que fait donc votre force
conservatrice ? Montrez-moi les efforts de sa lutte.
Pourquoi, dans un moment aussi critique , garde-
t-elle une aussi impitoyable inertie ? Pratiquez

une saignée, insufflez de l'air dans les poumons , que le sang artériel renouvelé reporte à toute l'économie une excitation et des matériaux salutaires , cet homme promènera bientôt sur ses deux jambes son principe vital retrouvé.

Ici , l'air introduit par la respiration serait donc le principe conservateur ou médicateur ; ailleurs , il résiderait dans le cerveau , dans le cœur , etc. , etc.

De ces faits , que nous pourrions multiplier à l'infini , il résulte que tous ces prétendus efforts conservateurs de la Nature ne sont que le travail instrumental , l'effet nécessaire et immédiat d'une organisation très-ingénieuse et très-compliquée , laquelle est forcée d'opérer conformément à sa structure , et d'agir toujours en vertu des lois qui lui sont propres, d'une manière purement automatique. Les faits suivans mettront , je l'espère , cette vérité hors de doute.

Qu'une épidémie ait lieu dans une contrée , tous les habitans n'en seront pas indistinctement atteints ; ceux qui payent ordinairement le premier tribut sont doués d'une constitution faible et délicate , dont le moral se laisse facilement abattre , ou qui sont épuisés par des maladies anciennes , des excès , etc. On a dès-lors quelque raison de se demander pourquoi les individus qui se trouvent sous l'influence constante

d'une cause universelle, n'en sont pas tous affectés indistinctement ? Pourquoi elle attaque les
uns et respecte les autres ? Nous aurons garde
de dire. que c'est parce que *la résistance de la
force médicatrice est suffisante pour neutraliser
chez eux la puissance de l'agent de destruction,*
mais tout simplement parce que jusqu'alors les
organes de quelques-uns possèdent des moyens
de réaction qui ferment, pour ainsi dire, les
avenues de l'économie à l'élément morbide ; ou,
pour parler un langage moins métaphorique,
et, partant, moins sujet à contestation, qui se
montrent réfractaires à son action délétère. La
chose est tellement vraie, que si, chez ces mêmes
individus, on vient à diminuer cette réaction organique, soit par une soustraction dans la quantité ou la qualité des alimens nécessaires à la
vie, soit par des évacuations sanguines ou par
toute autre cause qui exerce sur eux une action
débilitante, vous les verrez bientôt devenir vic-
times de la maladie à laquelle ils avaient d'abord
victorieusement résisté. Ce serait, ce me semble, ou être de bien mauvaise foi, ou porter
l'aveuglement bien loin, que de prétendre que
les causes affaiblissantes dont nous venons de
parler (comme si des saignées pouvaient agir
sur un principe immatériel), ont porté leur
action sur une prétendue force médicatrice, et
qu'elles l'ont débilitée à un point tel, que toute
espèce de réaction est devenue impossible.

La science ne doit plus aujourd'hui se payer de mots. Toutes les causes, quelles qu'elles puissent être, ne peuvent agir que sur des parties matérielles, sur l'organisation. Or, toute action suppose et amène évidemment à sa suite une réaction.

Prenons pour exemple une des affections les plus communes, la variole, que tout le monde a été à même d'observer. Par là, nous montrerons de la manière la plus évidente non-seulement que toute maladie est une fonction pathologique, *accidentelle* si l'on veut, mais que tout ce que nous venons d'énoncer est le résultat immédiat de l'observation la plus exacte et la plus sévère.

Dans la fièvre exanthématique que nous venons de choisir pour notre genre de preuves, on ne peut méconnaître un but marqué vers lequel tendent tous les efforts. Cette affection se fait remarquer en effet par une marche et une durée presque constantes. Chacun des phénomènes qui s'y développent a un rapport déterminé avec ceux qui lui succèdent. Un malaise général, d'abord, annonce une insurrection de moyens ; la fièvre s'allume ; elle active la circulation et la pousse vers le système cutané, afin de lui fournir les matériaux nécessaires à l'élimination qui doit s'y effectuer ; l'élément morbide va s'y déposer en effet, et ce

premier but une fois accompli , le mouvement
fébrile cessé entièrement presque toujours , pour
reparaître dans la période d'élimination au moment où la crise s'opère complètement , au
moment où , d'après les observateurs les plus
profonds , la contagion de la maladie est la
plus imminente. L'ensemble merveilleux de cette
fonction rapidement esquissée , où l'on voit en
quelque sorte la marche de l'élément morbide
depuis son introduction dans l'économie jusqu'à
son élimination , suffit pour renverser de fond
en comble l'existence de cette force médicatrice
imaginaire des Praticiens. Et comment explique-
rait-elle un concours de circonstances si com-
plexe et surtout si réglé ? Qui s'avisa jamais
de désigner la synergie des organes qui concourent à l'éternument , à l'expulsion des matières fécales , du fœtus , etc. , etc. ; à désigner ,
dis-je , ce concours , cette simultanéité d'actions ,
sous l'expression impropre , ridicule même de
force conservatrice ? Quelqu'un a-t-il jamais pensé
qu'on pût qualifier de ce nom cet ensemble
d'efforts simultanés ou successifs qui servent à
effectuer la digestion ? Quel est le Physiologiste,
en un mot , qui oserait désigner ainsi toutes
les fonctions que Galien appelait privées ? De
deux choses l'une : ou il faut rejeter cette prétendue force médicatrice , ou admettre et désigner sous le nom de force conservatrice ce

que tous les Physiologistes , qui n'abusent pas des
mots , appellent avec juste raison synergies physiologiques. Or , si ces synergies sont nécessaires
à l'accomplissement d'une fonction , et si toute
maladie n'est évidemment qu'une fonction pathologique , il doit exister aussi , et nous l'avons
prouvé, des synergies pathologiques qui ont un
but marqué, celui de rétablir la santé, et qu'at-
teignent souvent des efforts réitérés. N'est-ce pas ,
dans l'épanchement apoplectique, en suscitant des
fonctions d'absorption accidentelle, que l'organe
cérébral parvient à dissiper les obstacles qui
compriment ses ressorts ? Et afin de mettre bien
en lumière la vérité que nous cherchons à établir , nous croyons utile de pénétrer , autant
que possible , dans le cœur de la question ,
c'est-à-dire d'examiner par quel mécanisme s'opère
la guérison des cavernes apoplectiques.

L'aphorisme si connu du Vieillard de Cos, *apo-
plexiam vehementem solvere , impossibile est......,*
et de nombreux exemples d'apoplexies mortelles
en peu de jours, nonobstant l'emploi des moyens
les plus efficaces, autorisèrent long-temps à penser
que l'épanchement sanguin, une fois formé dans
le cerveau, conduisait infailliblement l'apoplectique à la mort. Il était réservé à l'anatomie pathologique de faire changer l'opinion à cet égard,
en dévoilant les moyens employés par l'organisme
pour dissiper l'épanchement et rendre le malade

à l'exercice plein et entier de ses facultés intellectuelles. Les résultats de l'organisme, dans ces
cas, avaient été entrevus depuis long-temps et
partiellement indiqués dans quelques ouvrages,
comme ceux de Wepfer, de Morgagni, d'Al-
brecht et de Brunner. Plus tard, Marandel,
Bayle et Rochoux rendirent plus évidente la vérité aperçue par les profonds observateurs qui
les avaient précédés. Ils surent tirer de leurs
recherches anatomiques le plus heureux parti
pour résoudre plusieurs questions importantes
jusqu'alors restées indécises ou peu connues.
Mais il était réservé au Docteur Riobé de mettre dans tout leur jour les travaux intéressans
des infatigables anatomo-Pathologistes que nous
venons de citer. M. Riobé, en effet, est le premier qui ait fait connaître, d'une manière précise
et rigoureuse, les procédés de l'organisme dans
cet état pathologique, par la découverte à jamais
mémorable qu'il fit, en 1814, d'un kyste propre
à absorber peu à peu le sang épanché dans
l'encéphale.

Les symptômes auxquels donne lieu l'extrava-
sation de ce fluide, la membrane particulière qui
se développe tout autour pendant la maladie, la
sérosité que cette membrane sécrète, la dissolu-
tion du sang par le produit de cette sécrétion,
la résorption par les vaisseaux de la membrane
accidentelle, la diminution graduelle des symp-

tômes à cette époque, sont autant de circonstances où l'organisme n'a point eu de secret pour
l'observateur plein de talent et de zèle, et qui a
expliqué, d'une manière aussi ingénieuse que
vraie, le mode de terminaison favorable d'une
maladie qui avait fixé l'attention de tant de Praticiens illustres.

A mesure que la résorption du fluide contenu
dans la membrane diminue, à mesure que ses
parois se rapprochent, les symptômes disparaissent. Mais cette action est le plus souvent lente,
insensible. La désorganisation cérébrale, pour ne
plus gêner l'encéphale dans ses fonctions, a besoin
d'un travail organique continu, presque toujours
efficace ; aussi, voit-on quelquefois les symptômes
persévérer d'une manière affligeante, ou si quelques remèdes viennent hâter la guérison, c'est le
plus souvent parce que leur action active, d'une
manière plus ou moins énergique, ce travail du
cerveau, lorsqu'il est trop faible, ou met obstacle
à ce qui pourrait l'interrompre, lorsqu'il se fait
avec régularité.

Les observations que plusieurs Médecins esti-
mables ont faites depuis la publication de l'importante découverte de M. Riobé, ont pleinement
confirmé la justesse des vues de ce Praticien
ingénieux. D'après les faits nombreux qu'il a
lui-même recueillis ou qui lui ont été commu-
niqués, M. le Professeur Cruveilhier a très-bien

tracé, dans son traité d'anatomie pathologique,
le tableau de la marche que suit l'organisme
pour la formation des kystes qui succèdent à
l'hémorrhagie cérébrale. Il a pu même suivre leur
développement relativement à l'ancienneté de la
maladie. De ses observations, il résulte que, dans
les deux ou trois premiers jours qui succèdent à
une attaque d'apoplexie, on trouve une déchirure inégale de la substance cérébrale, et un sang,
partie coagulé, partie liquide. Vers le quatrième
jour ou vers le cinquième, la substance cérébrale
environnante présente une couleur jaunâtre tout-
à-fait analogue à celle de la peau et du tissu
cellulaire dans les contusions extérieures. Vers
le neuvième, le dixième et quelquefois vers le
quinzième jour, le caillot sanguin, déjà assez
consistant, adhère aux parois de la caverne, qui
sont rouges et molles. Si l'on divise ces parois par
lames très-minces, on trouve sous la plus interne,
qui est toute rouge, d'autres lames formées par
la substance cérébrale, tachetées de points rouges
d'abord très-rapprochés, puis de moins en moins,
à mesure que l'on s'éloigne de la paroi interne
du foyer. Le cerveau est jaunâtre au voisinage ;
il n'y a point encore de membrane véritable,
mais la couche rouge inférieure paraît en être le
rudiment. A une époque plus avancée, la rougeur diminue, l'aspect membraneux est plus évident. Enfin, si l'on ouvre des individus morts

une ou plusieurs années après une attaque d'apoplexie, on trouve un kyste d'une capacité varia-
ble, formé par une membrane très-fine, contenant de la sérosité jaunâtre. A mesure que le
sang diminue par l'effet de l'absorption, la capacité du kyste se réduit, les parois s'épaississent,
se confondent de plus en plus avec la substance
cérébrale, et offrent au bout d'un temps indéterminé une cicatrice jaunâtre, ou un tissu lamineux
infiltré de sérosité également jaunâtre. Il y a beaucoup de variétés dans la grandeur, la forme et la
disposition de ces kystes : ils sont, en général,
d'une petite capacité ; leur volume le plus ordinaire est celui d'une noisette ; leurs parois sont
ordinairement lisses, unies et transparentes ; des
vaisseaux assez apparens les parcourent, et leur
organisation a la plus grande analogie avec les
membranes séreuses ; elles sont souvent enduites
et colorées par la sérosité jaunâtre dont nous
venons de parler. Plusieurs auteurs, et notamment MM. Rochoux, Cruveilhier et Bricheteau,
assurent avoir trouvé le nombre des kystes en
rapport constant avec celui des hémorrhagies
cérébrales que l'individu avait éprouvées de son
vivant, et qui, comme chacun le sait, se succèdent assez rapidement à un certain âge.

Dans la cicatrisation des plaies avec ou sans
perte de substance, tous les phénomènes qu'on
observe sont également dépendans de la seule

organisation. La description que nous allons en faire achèvera de porter la conviction dans l'esprit des hommes même les plus entêtés.

Les Anciens n'avaient observé qu'en stériles admirateurs le mécanisme à l'aide duquel s'opère la cicatrisation des plaies. La gloire de l'analyser et d'en suivre de l'œil toutes les périodes était réservée aux Modernes. Les premiers, se laissant diriger par un empirisme aveugle, croyaient posséder des remèdes intérieurs capables de résoudre un épanchement sanguin, de guérir une altération physique profonde, souvent même indéterminée, etc., etc. Cependant, par intervalles, certains auteurs, tels que Magatus, Sancassani, Falcinelli, etc., cherchèrent à ramener les Praticiens à des idées plus exactes.

Aujourd'hui de tels préjugés n'existent plus que chez le vulgaire ; car il n'est pas, je pense, de Médecin de bonne foi qui ne veuille convenir avec nous qu'un désordre mécanique ne peut être réparé que par une action organico-vitale. Nous ne pourrons jamais concevoir, en effet, comment une force occulte, immatérielle, aurait la faculté de rapprocher et d'opérer la réunion des bords d'une plaie.

Toute plaie récente est accompagnée d'un état inflammatoire, qui détermine tantôt l'adhésion immédiate des parties divisées, tantôt le développement de granulations qui se recouvrent d'une cicatrice, quelquefois, enfin, la régénération de certains organes.

Si l'inflammation et la fièvre traumatique ne sont point trop intenses, si les parties divisées sont maintenues dans un contact immédiat, à l'abri de l'air extérieur et des autres stimulans nuisibles, la réunion ne se fait pas long-temps attendre. Il s'établit entre les bords de la plaie, par l'effet de l'inflammation suppurative, une sécrétion de lymphe coagulable et de fibrine, qui, tendant fortement à l'organisation, se concrète, forme une pseudo-membrane qui, très-adhérente aux parois de la plaie, s'organise assez rapidement, prend de la consistance, devient celluleuse et vasculaire (1), et confond pour jamais les surfaces vivantes.

La rapidité avec laquelle se font ordinairement ces adhérences varie suivant la nature des tissus, leur vitalité et la violence de l'inflammation (2). Quels que soient d'ailleurs les tis-

---

(1) C'est la membrane à laquelle M. le Professeur Delpech a donné le nom de *puogénique*.

(2) Sur le déclin, dit M. Broussais, l'inflammation qui n'a pas opéré la détérioration des tissus, leur fait souvent contracter des adhérences anormales, et y produit des déformations plus ou moins considérables, sans qu'il existe une véritable désorganisation. Elle opère ces changemens, en transformant en solides les molécules de la lymphe, qu'elle a fait exhaler à la

sus affectés, ce sont toujours, dès le principe,
des pseudo-membranes, résultat de l'inflammation, qui servent à la réunion des divers tissus
qui entrent dans la composition de nos organes. L'on peut, en outre, assurer que le mécanisme de la cicatrisation et la composition des
substances intermédiaires qui servent à la réunion
des tissus malades, ne présentent des différences,
dans un temps plus ou moins éloigné de la lésion traumatique, que par les transformations
successives qu'elles éprouvent, suivant qu'elles
servent à réparer les solutions de continuité de
la peau, des muscles, des tendons, des cartilages, etc.

Il ne reste plus maintenant qu'à déterminer
si les cicatrices qui pénètrent même dans la

---

surface des tissus enflammés. C'est ainsi que se conso-
lident les plaies, et que s'établissent des adhérences du-
rables entre des surfaces jusqu'alors libres et glissant
les unes contre les autres. La plèvre, le péricarde, en
sont le siége le plus ordinaire ; mais ces adhérences
peuvent se former partout où deux surfaces enflammées
se trouvent en contact. On profite de cette disposition
de nos organes à l'adhérence, pour guérir quelques dif-
formités congéniales, telles que cette fente de la lèvre
supérieure que l'on appelle bec-de-lièvre. Il suffit, pour
y réussir, de rendre les deux surfaces vives et saignantes
par la résection de leurs bords libres, et de les maintenir en contact. L'inflammation qui s'y développe y
détermine aussitôt une adhérence qui dure toute la vie

profondeur de nos tissus , et qui succèdent à
la réunion , soit médiate , soit immédiate , sont
perméables au sang. C'est une vérité de fait
qu'on ne conteste plus aujourd'hui ; tout le
monde sait que la circulation s'établit dans ces
nouveaux tissus, qu'il s'y organise insensiblement
des vaisseaux nouveaux qui rétablissent ainsi la
continuité organico-vitale des tissus divisés.

Plusieurs exemples qui constatent la réunion
des parties entièrement séparées , certains cas
aussi heureux que divers de rhinoplastique (1) ;
et quelques pièces injectées appartenant au ca-
binet de Hunter , ou préparées avec grand soin
par Astley Cooper, ne permettent plus de douter
de l'existence d'une circulation dans les tissus
engendrés à la suite de l'inflammation adhésive.

Quelquefois la véritable phlegmasie adhésive
dégénère en suppurative. Dans une plaie irré-
gulière avec perte de substance , etc. , les bords
s'engorgent, se tuméfient , font paraître la solution de continuité beaucoup plus grande qu'elle
ne l'est réellement ; il en découle une sérosité
sanguinolente , mais peu à peu cette matière
prend des qualités louables ; le dégorgement des
parties s'opère , et la phlegmasie n'ayant plus
pour symptôme qu'une légère injection des vaisseaux et un léger degré de chaleur , offre tous

---

(1) M. Delpech a , le premier en France , pratiqué
cette opération.

les caractères de l'inflammation adhésive. Celle-ci détermine donc les réunions secondaires, comme elle préside aux immédiates ; et ses effets, dans l'un et dans l'autre cas, ont quelque analogie. Dans l'épaisseur des parties qui ont suppuré, il s'engendre un nouveau tissu, de nature fibreuse, contractile. Telle est l'opinion du savant Professeur que nous venons de citer.

Le plus souvent néanmoins, dans une plaie dont les bords n'ont pu être réunis exactement, les vaisseaux se développent en même temps que la lymphe transsude, et les bourgeons charnus naissent tout formés de la surface suppurante. Le sang qui circule dans leurs vaisseaux devient brunâtre, lorsque la partie est placée dans une situation déclive ; leur grande sensibilité fait soupçonner que des filets nerveux s'y distribuent, et la facilité avec laquelle ils disparaissent dans certaines circonstances, a fait croire à quelques auteurs qu'ils contiennent aussi des vaisseaux lymphatiques. Les bourgeons charnus ont une telle tendance à se réunir, à se confondre, que John Hunter a vu, après le trépan, deux granulations venant l'une de la surface du cerveau, l'autre du cuir chevelu, contracter, en vingt-quatre heures, des adhérences qu'on ne put détruire qu'avec peine.

Après que la solution de continuité a éprouvé une diminution dans son étendue, que ses bords

se sont affaissés , la peau s'avance de la circon-
férence vers le centre , et celle-ci ayant subi le
degré d'allongement dont elle est susceptible , la
partie de la plaie qu'elle ne peut couvrir se des-
sèche , et il s'y forme , comme l'a souvent fait
remarquer M. Delpech , une pellicule plus ou
moins rougeâtre , qui , dans le plus grand nombre de cas , s'avance des bords vers le centre ,
et ne se montre à la fois , dans divers points de
la surface dénudée, que lorsque celle-ci est très-
considérable. Suivant que la plaie se rencontre
chez un individu plus ou moins sain, plus ou
moins sobre ; ou suivant que le malade est exact
ou inexact à garder le repos nécessaire, etc. , cette
pellicule se forme ou se détruit alternativement.
Cette pellicule est , d'après Bichat, une membrane
celluleuse, analogue à la peau quant à son épi-
derme , mais qui ne présente pas de réseau muqueux ; ce qui paraît expliquer pourquoi les cicatrices ont , chez les nègres , la même couleur
que chez les blancs.

De deux plaies qui suppurent , toutes choses
égales d'ailleurs , celle qui aura lieu chez un
homme vigoureux et sanguin se réunira plus
promptement que celle d'un autre individu faible,
débile, lymphatique. La première marchera avec
rapidité vers la cicatrisation ; la seconde aura une
marche plus lente (1).

_____

(1) Cependant si la cicatrisation était , comme on le

Nous venons d'exposer les principaux phénomènes que présentent les phlegmasies curatrices
qui, tantôt seules, tantôt combinées de plusieurs
manières, se développent dans les lésions extérieures : il est facile de les observer toutes successivement lors d'une plaie avec contusion et
déchirure au plus haut degré. Dans la première
période, l'inflammation qui se manifeste ramène
à l'ordre naturel les parties les moins maltraitées,
et complète la désorganisation de celles qui ont
été profondément altérées. Dans la seconde, on
voit les escares se détacher par les mouvemens
automatiques de l'organisme. Enfin, peu de
jours suffisent pour que les bourgeons charnus
se forment, et pour que la cicatrice s'organise.
Tous ces actes sont l'effet nécessaire de l'organisation. L'Art est impuissant pour les produire ;
il se borne à régler le degré de l'inflammation,
à prémunir les adhérences vicieuses et les cicatrices difformes.

Concluons donc qu'aucune puissance méta-

---

suppose très-gratuitement, l'effet d'une force médicatrice,
intelligente, jamais on ne devrait y observer la moindre
différence, attendu qu'un principe immatériel doit posséder toujours le même degré d'énergie. Seule, l'organisation est susceptible de variations, d'anomalies, et peut
seule, par conséquent, opérer, d'une manière plus ou
moins prompte, la cicatrisation.

physique ne régit l'organisme , soit dans l'état
normal , soit dans l'état morbide , que la force
médicatrice n'est évidemment qu'une pure abstraction réprouvée par l'état actuel de la science ,
et qui doit , enfin , être bannie à jamais de l'étude
de l'homme.

L'existence de cette force est , en effet , aussi
chimérique , aussi absurde que celle des forces
vitales , du principe vital , etc. On ne l'aurait
point admise cette force médicatrice , si l'on n'eût
point méconnu les lois de notre organisation ,
l'automatisme de ses parties et leurs mouvemens
primitifs , spontanés ; si l'on se fût surtout bien
pénétré de cette idée que la tendance à un équilibre permanent est un fait constant dans les
corps organisés , soit sains , soit malades. Or ,
si , comme il n'est pas permis d'en douter , les
organes ont été doués par le Créateur de mouvemens automatiques , spontanés , primitifs ; s'il
est également vrai que toute maladie consiste
dans la lésion d'un organe ; si , enfin , la maladie n'est qu'une fonction pathologique , comme
le prouvent les phénomènes observés dans ses
différentes périodes (invasion , durée et terminaison) , nul doute que nous aurons démontré
en fait ce que nous avions posé en principe.

SECTION SIXIÈME.

CHAPITRE PREMIER.

De la mort.

Les efforts organiques simultanés ou successifs, seuls ou secondés des règles hygiéniques, sont souvent suffisans pour éliminer la cause délétère qui a porté son impression sur une ou plusieurs parties du corps ; mais souvent aussi ils sont impuissans, et c'est alors qu'il faut avoir recours aux agens thérapeutiques les plus énergiques et les mieux entendus. Il n'est malheureusement que trop commun de voir la maladie se montrer réfractaire à cette réunion d'efforts, aussi puissante que bien concertée, et occasioner la mort.

De même que la vie, la mort est elle-même un caractère spécifique des êtres organisés. La mort marquant la fin de leur existence et consistant dans la cessation absolue et définitive du mouvement organique qui constituait leur vie, est tout-à-fait distincte de celle suivant laquelle finissent les corps non vivans.

Autant la tempérance, la modération, l'observation scrupuleuse, en un mot, de toutes les règles hygiéniques qui conviennent à la conservation de la santé individuelle et sociale, peuvent servir à prolonger l'existence , autant les excès en abrègent le terme. La vie est donc une cause de la mort , c'est-à-dire , que plus elle s'exerce fortement dans les corps animés , plus tôt elle consume l'instrument dont elle se sert , le mouvement organique qui la constitue. Ainsi on meurt par la seule raison qu'on a vécu ; on meurt d'autant plus promptement qu'on a vécu d'une manière plus active : c'est un feu qui , devenu plus ardent , dévore plus vite la substance qui le nourrit.

La mort peut être lente , subite et violente. C'est dans cette dernière surtout que l'on peut constater l'influence mutuelle des principaux or-organes les uns sur les autres. Le talent avec lequel Bichat a traité ce sujet, laisse peu de chose à désirer. Ceux qui liront ses belles recherches sur la vie et sur la mort , y trouveront des preuves on ne peut plus concluantes en faveur des principes que nous avons cherché à établir.

La mort est généralement distinguée en *sénile* ou *naturelle* et en *accidentelle.* Étudions-la sous ce double rapport.

CHAPITRE DEUXIÈME

De la mort sénile ou naturelle.

On appelle ainsi , dit M. Adelon , la mort à laquelle conduit inévitablement le cours de l'existence, et qui, survenant lorsque l'organisme a parcouru toutes ses périodes, reconnaît pour cause la détérioration que l'exercice de la vie amène en cet organisme, laquelle augmentant tous les jours, finit par en rendre le jeu impossible. Cette mort sénile est, sans contredit, pour les êtres vivans, la chance la plus heureuse, puisqu'elle les a laissé jouir 'des bienfaits de la vie le plus long-temps possible. L'époque où elle arrive varie dans chaque espèce vivante, et tient à l'organisation de chacune. On sait que la durée naturelle de la vie n'est pas la même dans toutes les espèces végétales et animales. Bornée pour certaines à quelques heures, à quelques jours, elle comprend pour d'autres des années et même des siècles. Si nous sommes encore réduits sur ce point à la seule observation, si la physiologie n'est pas encore assez avancée pour dire pourquoi telle espèce est destinée à une vie longue et telle autre à une vie courte, on peut du moins assurer que la différence que présentent les êtres vivans dans la durée naturelle de leur existence, est la preuve la plus forte que la cause de leur mort est en eux-mêmes, et tient absolument à leur organisation.

Pourquoi, en effet, tant de différences dans les époques de la mort, alors que la plupart des êtres vivans sont soumis à des influences extérieures semblables, alors surtout qu'un principe abstrait et toujours le même préexiste à tous les phénomènes organico-vitaux qui se passent en eux ? A côté du chêne séculaire vit la plante annuelle ; dans la même contrée , on trouve l'animal centenaire comme celui qui ne vit que quelques jours. Souvent même ces différences se montrent dans des êtres en apparence semblables. C'est ainsi que la plante vivace ressemble à celle qui ne vit qu'un an , et que le corbeau , dont la vie se prolonge au-delà d'un siècle , diffère peu de tel autre oiseau dont l'existence est bornée à quelques années.

Dans l'espèce humaine , objet spécial de nos études, la mort sénile arrive généralement avant la centième année , très-souvent plus tôt , très-rarement plus tard. On ne peut pas lui assigner d'époque tout-à-fait précise , parce que nécessairement elle doit varier pour chacun , selon la constitution originelle , les influences extérieures au milieu desquelles on a vécu , et le mode selon lequel on a usé de la vie.

Terrible destinée des êtres vivans ! L'homme jouit à peine de ses droits qu'il commence à les perdre (1) ! A peine a-t-il donné quelques preu-

_____

(1) La vie humaine est représentée par une courbe qui monte et descend , et dont le sommet n'est qu'un point indivisible. (Lacépède , dict. des scienc. natur.)

ves de l'action régulière de son organisation ;
qu'il voit sa vigueur disparaître et se confondre
avec des signes non équivoques d'une dégrada-
tion commençante. On le voit s'avancer à pas
lents, mais jamais interrompus, vers le terme
de son existence. Toutes les fonctions plus ou
moins altérées expriment l'état de langueur, de
faiblesse et de souffrance, dans lequel se trouvent alors les organes qui les exécutent. Quelque
régulièrement que les vieillards aient vécu, et
quelque soin qu'ils prennent pour se conserver,
il arrive une époque où ils ne peuvent plus se
soustraire au sort qui les menace, et où ils doivent subir la loi commune. Dans la première
vieillesse, l'action de l'organisme se soutient assez
bien ; les fonctions ont perdu de leur énergie ;
encore elles s'exécutent pourtant avec assez de
régularité : mais une fois que la décrépitude
arrive, la décadence est rapide et la mort imminente ; les fonctions se détruisent peu à peu, et
en raison de leur importance ; la circulation offre
un ralentissement considérable ; les faibles contractions du cœur ne peuvent plus faire parvenir
le sang aux parties auxquelles il doit porter l'excitation et la vie ; les vaisseaux capillaires ne sont
presque plus remplis de sang ; leur force contractile affaiblie ne le fait plus arriver qu'avec
beaucoup de difficulté dans l'intérieur des parties ; de là, l'altération de leur couleur ; sou-

vent même il cesse d'y parvenir. Alors ces parties ne recevant plus l'aliment nécessaire à l'entretien de leur vie, sont frappées de mortification. Le retour du sang par les veines est aussi très-difficile et très-lent. Commençant à obéir aux lois de la pesanteur, il stagne dans les endroits les plus déclives ; la respiration devient lente et laborieuse ; l'hématose ne se fait plus que d'une manière incomplète ; les organes digestifs n'ont plus assez d'activité chez la plupart des vieillards, pour extraire les sucs nutritifs des substances introduites dans leur intérieur ; aussi les digestions, de plus en plus imparfaites, ne fournissent plus qu'un mauvais chyle et en petite quantité ; les intestins perdent leur irritabilité, et ne se débarrassent qu'avec peine et lenteur du résidu des matières alimentaires ; la nutrition se fait à peine, tant par un vice des parenchymes eux-mêmes, que parce qu'elle n'a plus à employer qu'un sang appauvri. Il en est de même de la calorification, d'où résulte l'état glacé des parties. Le froid de celles-ci est d'autant plus grand, qu'elles sont plus éloignées des centres ; l'absorption, en général, est très-faible ; il n'y a malheureusement que celle qui préside à la décomposition des organes qui soit active. Celle qui s'opère à la surface de la peau est presqu'insensible ; les fonctions dites de relation subissent ou ont déjà

subi (car elles s'éteignent ordinairement les premières) des changemens analogues à ceux dont
il vient d'être question ; les sensations produites
par les corps extérieurs finissent par être nulles,
les facultés intellectuelles s'altèrent sensiblement.
Enfin, arrive un instant où le cerveau s'arrête :
alors la respiration se suspend, puis l'action
du cœur, et l'homme n'existe déjà plus. Au
reste, il suffit que l'un des cinq organes principaux cesse d'agir, pour que le fil de la vie soit
désormais complètement coupé. Chacun sait cela,
parce que chacun le voit ; mais ce qu'on ne voit
pas toujours, disons mieux, ce qu'on ne voit que
très-rarement, c'est la véritable cause de la mort
naturelle. En effet, on s'en laisse imposer trop
souvent par la marche obscure des maladies,
la débilité sénile et le défaut de sympathies
entre des organes chroniquement irrités. Ainsi
prévenu et accoutumé que l'on est à attribuer à
l'âge seul les maux dont nous parlons, on perd
de vue la lésion organique qui les constitue, qui
hâte la décrépitude et qui précipite la mort ; on
oublie enfin que les causes accidentelles des maladies qui empêchent les hommes d'arriver au
terme naturel de leur vie, sont de nature à pouvoir être souvent prévenues ou modérées.

Persuadons-nous bien que la débilité, la langueur, le malaise que ressentent les vieillards,
ne sont que l'expression confuse d'une ou de

plusieurs altérations qui travaillent sourdement à la destruction de l'organisme. Nous verrons plus tard , en effet , que la mort naturelle où sénile est produite , dans tous les cas *connus* , par une ou plusieurs lésions organiques.

D'après les nombreuses recherches auxquelles nous nous sommes livré , nous n'hésitons pas de poser en principe que la mort *sénile* , comme la mort accidentelle , est due à quelqu'altération , et qu'il est par conséquent nécessaire de supprimer une croyance erronée et de rejeter une distinction non-seulement oiseuse , mais funeste à la science , et plus encore à l'humanité. Car , qui me donnera un exemple bien avéré de la *mort naturelle ?* Partout cependant on en rencontre la peinture , et nulle part on ne trouve un seul fait à l'appui. On convient seulement qu'elle est rare , mais , chose bien extraordinaire ! l'on agit comme si elle était commune , comme si on la voyait tous les jours. On laisse le monde dans cette idée meurtrière , et le monde se conduit en conséquence. Aussi , je conçois moins encore que Montaigne (1) , qui n'avait jamais

---

(1) Mourir de vieillesse, c'est une mort rare, singulière, extraordinaire ; c'est bien la borne au-delà de laquelle nous n'irons pas, et que la loi de la Nature a prescripte pour n'estre point oultre-passée, mais c'est un bien rare privilége que de nous faire durer jusque-là. C'est une

vu personne *ayant privilége* qui l'exemptât d'un
si grand nombre d'accidens auxquels chacun de
nous est en butte, la possibilité de la mort naturelle. C'est pourquoi, comme nous estimons
cette croyance dangereuse et que le parti le plus
sûr est de la rejeter tout-à-fait, surtout en Mé-
decine-pratique, nous agirons comme si jamais
nous n'en avions entendu parler. Ce sera donc
en vain qu'on viendra nous dire que *la mort des
vieillards est l'effet nécessaire du grand âge, que
leur dernière heure a sonné, que c'est un mal incu-
rable que la vieillesse, etc., etc.* Aussi, quand le
dernier résultat arrive, vous l'appelez *mort naturelle*, parce que vos regards distraits, impré-
voyans, n'ont pas suivi dans sa route le dérangement organique. Mais supposez des nuances
d'altération aussi légères qu'il vous plaira, il vous
faudra toujours admettre la cause morbifique qui
les a produites, et dès-lors vous voilà dans le
domaine de la pathologie.

L'exercice normal des fonctions, au contraire,
ne peut avoir pour effets que des actions organiques régulières. Admettons qu'aucun accident
n'en interrompe l'ordre naturel, qu'il ne subisse
d'autre influence que celle de la loi primordiale

---

exemption qu'elle donne par faveur particulière à un
seul en l'espace de deux ou trois siècles. (Essais de
M. Montaigue.)

de composition et de décomposition : le moment suprême arrivera à la fin bien au-delà du siècle (1), comme le terme le plus reculé possible et la dernière nuance de la vie. Ce serait là véritablement *la mort naturelle;* mais qui nous en donnera un exemple ?

Sans doute il existe une loi d'où découle la nécessité de mourir, nous en avons déjà convenu ; mais cette nécessité, en tant que loi du Créateur, est inapplicable aux accidens qui abrègent notre vie, à ceux du moins qui résultent de nos vices

---

(1) C'est à tort, dit Haller, que l'homme se plaint de la brièveté de la vie. De tous les êtres qui respirent, il en est peu qui réunissent à un plus haut degré les causes internes qui tendent à en prolonger les différentes périodes. Le temps de sa gestation est considérable, le germe de ses dents se développe très-tard, son entier accroissement est très-reculé ; il parvient plus tard encore qu'aucun animal à l'âge de la puberté ; enfin, les parties de son corps étant d'une substance plus molle et plus flexibles que dans aucun autre animal, elles se refroidissent et s'endurcissent moins et beaucoup plus tard.

L'homme paraît donc apporter en naissant le germe d'une longue vie ; et s'il est enlevé long-temps avant le terme reculé que son organisation semble lui promettre, ce ne peut être que par *des causes accidentelles.* Lorsqu'on dit qu'il a cessé de vivre, c'est plutôt qu'il n'a point achevé. Hufeland a soutenu, avec une éloquence pleine de force et de raison, l'opinion de Haller.

ou de nos erreurs. Qui ne comprend que mettre ces inconvéniens, dont on sait que nous ne pouvons nous garantir, à la place d'une loi de nécessité absolue, c'est une contradiction scandaleuse ? une opinion que la philosophie et la religion, qui est la philosophie par excellence, réprouvent également, c'est la fatalité : maxime impie et funeste qui détruirait toute liberté, toute prévoyance, tout devoir et toute vertu ; c'est enfin du mahométisme appliqué à la morale et à la Médecine.

CHAPITRE TROISIÈME.

De la mort accidentelle.

On appelle ainsi celle qui, fesant périr les êtres organisés dans le cours de leur carrière, mais toujours avant le terme naturel, reconnaît pour cause une détérioration survenue accidentellement dans une ou plusieurs parties de l'économie animale, et qui arrête les mouvemens organico-vitaux avant l'époque habituelle. Ce genre de mort est excessivement commun. Il suffit, en effet, de réfléchir combien sont nombreuses, et combien agissent fréquemment sur l'homme les causes de mort accidentelle, pour s'expliquer pourquoi cet être en est aussi souvent la victime. La variété et la multiplicité de ces causes expliquent aussi pourquoi cette mort arrive à des époques si diverses de notre carrière, et se montre sous des traits si variés. Tantôt, comme nous l'avons déjà annoncé, elle frappe l'homme subitement, en quelques secondes, en quelques minutes ; tantôt elle survient après quelques semaines de maladie ; tantôt, enfin, elle s'annonce de loin, et c'est alors que l'on dit que la mort est le résultat d'une affection chronique. Tel est le cas des morts par une phthisie pulmonaire, qui, peu à peu, détruit l'organe principal de la respiration, ou par un squirrhe au pylore, détruisant celui qui fournit au sang les matériaux réparateurs, ou par une lésion chronique de l'encéphale, qui, à la fin, anéantit toute innervation. Dans ces cas, surtout dans les deux premiers, on voit chaque jour l'individu maigrir, s'affaiblir ; aussi, la mort arrive-t-elle par des progrès aussi gradués que dans la vieillesse, si ce n'est que, sauf le cas de l'action organique du cerveau, généralement la vie animale persiste, et l'individu assiste, pour ainsi dire, à sa propre destruction.

Les quelques considérations dans lesquelles nous venons d'entrer ont dû déjà faire pressentir que la peinture de la mort naturelle (1)

---

(1) Une chose bien importante à noter, c'est que, dans les peintures de la mort *naturelle* ou *sénile*, faites par les Physiologistes même les plus intéressés à établir une

n'en est que le beau idéal, une théorie brillante que les Physiologistes auront sans doute empruntée des Poètes. Mais les Physiologistes sont-ils faits pour ne s'occuper que des formes et des surfaces? Convient-il que leurs regards, comme ceux des Poètes, s'arrêtent à l'extérieur des corps? Le règne de l'ontologisme et de l'empirisme a passé. L'observation et l'expérience, étendues à tous les états et à tous les actes organiques ; doivent nous dire maintenant le vrai et le faux des hypothèses admises. Or, voyons ce que ces deux lumières conductrices nous montrent dans le cas dont nous nous occupons.

---

ligne de démarcation sévère entre cette mort et la mort dite *accidentelle*, ils ont, à l'insu de leur volonté, fait figurer les mots de *dégradations*, de *dépravations* et de *détériorations*. Or, s'ils accordent que ces détériorations, etc., sont des désordres morbides, la ligne de démarcation qu'ils tracent entre la mort *sénile* ou *naturelle* et la mort *accidentelle* disparaît au même instant, et cette classification d'effets n'a plus pour se soutenir que les degrés d'une cause de même nature ou des apparences mensongères. Convenir, en effet, que la mort naturelle est due à des *dépravations*, des *détériorations*, des *dégradations*, des *ossifications* d'organes, etc., c'est admettre la cause matérielle, le résultat de l'abus des fonctions organiques ; c'est, de plus, confondre la cause naturelle avec la cause accidentelle, l'état normal avec l'état pathologique.

La physiologie pathologique nous enseigne d'un côté que l'action même normale des organes vivans n'a jamais lieu, sans qu'une excitation proportionnée à l'intensité et à la durée de cette excitation, s'y développe. Durant les premières années, l'excitation dont il s'agit se dissipant complètement pendant les intervalles de repos, les parties conservent leur texture et leurs propriétés; mais à mesure que l'âge avance et que les congestions se multiplient, pour peu que l'on abuse de la fonction mise en activité, elles laissent dans les organes des traces de plus en plus profondes de leur présence, et le tissu malade reste définitivement sur-excité de la même manière que cela arrive au foie et aux ganglions mésentériques à la suite des fièvres intermittentes, dont les accès se sont trop répétés. L'organe affecté pouvait être ramené à son état primitif, et la lésion arrêtée dans ses progrès; mais formée lentement et par degrés insensibles, de temporaire qu'elle pouvait être, elle est devenue permanente et n'a plus cessé d'agir contre l'économie. Le corps, poussé peu à peu vers sa ruine par ces causes matérielles, invisibles aux regards débiles et prévenus de la négligence, est parvenu à une décrépitude plus ou moins prématurée, n'accusant d'autres maux que des *douleurs obscures*, *un malaise indéfinissable*, *des vapeurs*, *des vents*, *des maux de nerfs*, *une asthénie générale et crois-*

sante , etc. Le voile de l'habitude et l'obscurité des sensations ont aisément caché ce que personne ne cherchait ; et de bonne foi , que veut-on découvrir , si on ne cherche pas ? Les ressorts de la vie , profondément altérés ou détruits , ne peuvent plus à la fin continuer leur jeu ; ils s'arrêtent , et voilà *la mort sans maladie !...*

Au reste , l'anatomie pathologique , qui va fixer quelques instans notre attention , achèvera de dissiper tous les prestiges. Mais avant, qu'il nous soit permis de dire que ce qui n'a pas peu contribué à alimenter l'erreur funeste que nous cherchons à détruire , c'est qu'il est souvent impossible de reconnaître les lésions organiques dès leurs premiers commencemens ; que les phénomènes locaux se dérobent alors à nos recherches , ou bien que leur interprétation reste équivoque ; que l'art d'apprécier pendant la vie des effets dus à ces lésions est encore resserré dans les plus étroites limites ; mais de plus, qu'il en est un grand nombre qui restent latentes pendant un temps plus ou moins long , et ne commencent à donner de signes de leur existence , surtout dans les derniers âges, qu'après avoir acquis un certain développement , et être devenues quelquefois permanentes , indestructibles et mortelles (1) ; enfin , qu'il existe beaucoup de mou-

(1) Rochoux, Dict. de Méd.

vemens, d'effets et d'états pathologiques, dus pour la plupart à l'excitation modérée des organes qui préparent obscurément et de loin leur destruction, abrègent la vie de l'homme et arrêtent sa vieillesse prématurée bien loin encore en deçà du terme auquel elle devait aller toucher, si l'ordre naturel n'eût pas été interrompu, et que la direction des actes organiques, indépendante du fatalisme que nous avons signalé ailleurs, eût été conduite avec plus de sagesse et de modération.

Tout cela est incontestable. Mais comme ce dernier point surtout, quoique démontré depuis long-temps, ne nous frappe pas assez et qu'une étonnante et funeste distraction travaille sans cesse à en détourner notre esprit, il faudrait ne pas cesser aussi de se bien pénétrer de son importance, se prémunir avec fermeté contre toute séduction qui pourrait le faire perdre de vue, dissiper toute obscurité capable de ravir à nos yeux cette lumière préservative, et la proclamer comme le seul moyen de prévenir les maux aussi pernicieux que perfides, qui doivent le plus souvent leur naissance à nos fautes, et dont notre négligence ou nos erreurs conspirent si malheureusement, avec la faiblesse de nos moyens d'exploration, à nous dérober la marche ténébreuse.

SECTION SEPTIÈME.

DE L'ANATOMIE PATHOLOGIQUE.

Par les progrès toujours croissans de ce moyen d'investigation, dont on contestera vainement les avantages, la Médecine a reçu un nouveau lustre. Des erreurs rectifiées, des choses inconnues dé-couvertes, des choses douteuses parfaitement élucidées, en sont comme autant de preuves patentes. Chaque jour on acquiert la conviction intime que, sans l'anatomie pathologique, il est extrêmement difficile, et même impossible, d'arriver à une connaissance exacte des maladies.

Si les maladies ne consistaient qu'en actions morbifiques, lésions vitales, modifications vicieu-ses du principe vital; si, enfin, elles n'avaient rien de matériel, comme le prétendent certains Médecins, l'anatomie pathologique serait une science inutile pour les connaître, car elle ne s'occupe que de ce qui tombe sous les sens; mais par les lumières qu'elle ne cesse de nous fournir, on se persuade chaque jour davantage qu'il doit en être bien autrement, et que, pour tous les hommes de sens et de raison, il n'existe plus de lésions vitales ou essentielles proprement dites.

Dans toute maladie, en effet, un ou plusieurs organes souffrent ; chaque organe parle à sa manière, et les symptômes sont l'expression de sa maladie. La vue ne peut être perdue sans que l'organe de la vision ne soit affecté ou en totalité ou en partie ; le cerveau ne peut pas être lésé dans ses fonctions, sans participer au trouble de ces mêmes fonctions ; il en est de même de tous les organes. Il est vrai qu'il n'est pas toujours en notre pouvoir de découvrir l'organe malade ; mais il n'en existe pas moins, et « il » n'y a pas plus de phénomènes morbides ou » des symptômes sans organes altérés, que de » fonctions sans organes réguliers, que de phé- » nomènes sans corps, que de mouvemens sans » matière (1) ».

Il est des affections qui, après la mort, laissent apercevoir dans les organes des résultats bien évidens de leur existence ; mais il en est d'autres qui n'en sont nullement accompagnés ; comment cela se fait-il ? La vie et la santé ont leurs effets ; la maladie devrait aussi avoir les siens ; car, comme nous l'avons déjà dit ailleurs, on ne meurt pas de rien. Pourquoi n'en trouve-t-on pas dans quelques circonstances ? La théorie de l'organisme va répondre à cette question.

Dans tous les débats qui ont eu lieu sur ce sujet, rien n'a été moins consulté que la théorie de la vie. Elle seule pourtant eût pu les terminer.

_____

(1) Béclard, anat. génér.

Que l'on mette un animal sous la cloche pneumatique, et qu'on le prive d'air ; ou bien qu'on
le place dans un endroit où cet air ne se renou-
velle pas, il mourra tout aussi bien sans qu'il
y ait aucune trace d'affection.

Tout être organisé a besoin de réparer inces-
samment ses organes par une nourriture qui lui
en fournisse les matériaux. Si vous l'en privez,
il meurt. Pourquoi cela ? parce que ses organes
ayant besoin de stimulus continuels pour se mouvoir, ils se sont arrêtés dès que ces agens leur
ont manqué. Je pourrais multiplier les exemples,
mais les deux que je viens de citer me paraissent suffisans pour prouver qu'il n'est pas besoin
de recourir, dans l'un comme dans l'autre cas,
à des lésions organiques pour trouver la raison
suffisante de la mort.

Cependant on pourrait m'objecter que je ne
fournis ici que des faits dans lesquels les organes
cessent de se mouvoir, parce qu'ils n'ont plus
auprès d'eux les agens ordinaires de leurs mouvemens, comme si les fonctions ne pouvaient
pas également être enrayées par des moyens con-
traires. Mais cédons aux désirs que l'on manifeste,
et exécutons ce que nous supposons nous être
demandé.

On applique deux gouttes d'huile empyreu-
matique de tabac sur la langue d'un animal,
et il meurt à l'instant. On lui fait avaler de l'acide

hydrocyanique, ou on l'infuse dans la circulation par une légère plaie aux vaisseaux ; même
résultat. Nous pourrions multiplier les exemples
à l'infini. Trouvera-t-on encore ici des altérations
organiques ? Il n'y en a souvent aucune ; car je
pense qu'on ne fera pas la faute de confondre
la légère plaie du vaisseau avec le sujet de la mort,
et qu'on ne commettra pas l'inconséquence de
dire que cette plaie est la cause de cette dernière,
lorsque de beaucoup plus grandes ne le sont pas.

En quoi donc consiste ici la cessation de la
vie ? Est-ce dans les altérations physiques ? Mais
il n'en existe point. Tous ceux qui ne voudront
pas abuser de leur raison, tous ceux qui ne voudront pas forger des événemens et des êtres qui
n'existent réellement pas ; tous ceux-là, dis-je,
ne verront, dans les cas qui nous occupent,
qu'un enrayement de la fonction d'organes chargés
de communiquer à d'autres des mouvemens nécessaires à la vie, et de leur transmettre l'air et
les fluides. Ce n'est pas autrement que la plupart
des maladies amènent la mort. Ce n'est souvent
ni la lésion qui existe dans tel ou tel organe,
ni l'inflammation et sa rougeur, ni sa congestion qui sont capables de tuer par elles-mêmes ;
mais portant une influence délétère sur les organes qui font circuler l'air ou les fluides, ils
enrayent ou suspendent leurs fonctions, d'où
résulte la cessation de la vie.

Dans beaucoup de cas, on ne trouvera aucune lésion matérielle appréciable ; mais ne sait-on pas que les fluides sont, comme les solides, passibles d'altérations, et que si l'on n'est pas encore parvenu à les constater toutes les fois qu'elles ont existé, c'est que leur anatomie pathologique ou les analyses chimiques ne sont pas encore aussi avancées que celles des solides, et qu'elles se dérobent par conséquent à nos regards. Il existe aussi probablement d'autres fluides tout-à-fait ignorés, et dont nous avons le tort énorme de faire entièrement abstraction ; mais assurément il y a altération des solides, ou des humeurs, ou des fluides invisibles, partout où nous voyons les phénomènes vitalo-organiques altérés.

D'après cela, on conçoit qu'il peut se rencontrer des cas où l'on n'observe aucune altération dans des organes dont les fonctions ont paru troublées pendant la vie.

D'autres fois, et c'est une remarque digne de la plus grande attention, les symptômes qui se manifestent ont une origine plus reculée, et ne sont pas les effets d'une affection ayant son siége dans le tissu qui en est le théâtre, mais bien dans l'un des organes, et quelquefois même plus loin, dans l'appareil duquel se trouve celui qui les produit. Ainsi, un muscle entre en convulsion ; si vous cherchez en lui une altération, vous n'en trouverez aucune, et il vous faudra remonter au nerf auquel il est subordonné. La peau fait souvent ruisseler au dehors son humeur , sans cependant qu'il y ait en elle de maladie ; le principe en est dans les organes de la circulation. Il n'est pas rare de voir le foie verser dans l'estomac une grande quantité de bile qu'a seule déterminé l'irritation de ce dernier organe.

Lorsque l'utérus est malade , les seins deviennent flasques , et cessent de fournir le lait qu'ils devraient sécréter. Dans certaines affections cérébrales , les muscles sont attaqués de spasme ou de paralysie , etc.

Il faut être d'autant plus attentif à ces deux sources différentes de symptômes ou effets , que c'est pour les avoir confondus que l'on a tant décrié l'anatomie pathologique , et qu'on a tant commis d'erreurs dans ces derniers temps.

Ce puissant moyen d'investigation dont les bienfaits vont toujours en augmentant , et qui résistera à toutes les *petites* attaques qu'on essaie de diriger contre lui, ne se borne point, comme l'ont cru quelques-uns de ses faibles détracteurs, à l'examen insignifiant d'une altération organique ; il remonte à sa cause , à son mécanisme, à ses *influences* , au moyen de la reconnaître par des signes certains pour en arrêter la marche. Aussi l'idée d'une maladie essentielle ou indépendante d'une altération matérielle des tissus , devient de plus en plus vaine et chimérique , disait

M. Breschet, en 1821, et bientôt, n'en doutons pas, elle sera ridicule. Et de ce qu'il existe encore quelques affections dans lesquelles l'ouverture du cadavre ne peut rien démontrer, est-ce une raison suffisante pour s'élever contre l'anatomie pathologique ? non ; et nous dirons avec l'auteur estimable que nous venons de citer, qu'il en est sans doute de ces maladies sans lésion organique apparente, comme des monstruosités. Pendant long-temps on les attribuées à des jeux de la Nature, et l'on n'a pu parvenir à les expliquer d'après les lois de l'organisme. Des notions plus précises de l'organisation et de l'évolution des organes ont donné les explications les plus satisfaisantes de ces prétendues bizarreries.

L'étude de l'embryon a donc éclairé la théorie de la formation de nos déviations organiques ; attendons de même que l'étude de l'anatomie de structure nous découvre des altérations morbides dans des circonstances où nos sens n'en avaient pas jusqu'alors aperçu ; car, enfin, nous ne saurions trop le répéter, on ne meurt pas de rien. Ce qui le prouve, c'est que, dans la mort même dite *naturelle* ou *sénile*, l'anatomie pathologique nous apprend que des dégénérescences, des désorganisations plus ou moins avancées, peu ou point soupçonnées pendant la vie qu'elles minaient sourdement, ont été souvent découvertes sur des sujets crus morts de toute autre

cause ; « qu'il est rare , même surtout aux épo-
» ques avancées de la vie, que le malade meure
» d'une affection simple ou unique ; que pres-
» que toujours plusieurs organes ont été com-
» promis simultanément ou successivement (1). »
Que les maladies aiguës qui font périr les vieillards
ne sont , dans bien des cas , que l'expression subite des phlegmasies latentes qu'ils portaient depuis long-temps sans qu'on s'en doutât ; que , dans
d'autres , des recherches microscopiques exactes
révèlent des dérangemens antérieurs à celui qui
a produit la mort, des désordres qui constituaient
des affections d'ancienne origine , dont il n'eût pas
été impossible , dans le temps , ni de prévenir
l'invasion, ni d'arrêter la marche ; que ceux dont
on attribuait la mort à la vieillesse , et qui pas-
saient pour être arrivés à leur *dernier terme* ,
ont succombé , comme les autres , par l'effet
d'une lésion organique dont on aurait pu au
moins retarder les progrès. Enfin, elle nous montre partout, dans le corps de ces individus , des
dérangemens , des altérations de forme , de texture et de consistance , des dégénérescences de
toute espèce , des squirrhes , des cancers , des
mélanoses , des catarrhes vésicaux , des varices
au col de la vessie , des tuméfactions squirrheuses ,

(1) Lallemand, rech. path. sur les malad. de l'encéphale.

des gastrites chroniques , des désorganisations du foie, des engorgemens plus ou moins squirrheux de tous les viscères , des catarrhes pulmonaires , des pleurésies chroniques , des adhérences , des hypertrophies du cœur , des ruptures même de cet organe ou de quelque gros vaisseau , des ossifications , et cent autres détériorations de ce genre auxquelles on n'avait pas songé.

Ainsi donc , sans nier absolument qu'au point extrême de la courbe par laquelle on représente la succession des périodes de la vie humaine , il y ait un terme naturel relatif à la constitution originelle de chaque individu , et surtout à sa manière de vivre, nous concluons que la mort *sans maladie* est une idée tout-à-fait chimérique , une pure illusion , un véritable rêve ; et , jusqu'à ce qu'on nous montre cette *belle inconnue ,* nous nierons son existence.

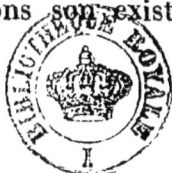

FIN.

ERRATA.

Page 13, ligne 19, *au lieu de* des créations, *lisez :* ses créations.
    14,   3, *au lieu de* le sujet, *lisez :* l'objet.
    20,   4, *au lieu de* les considérations abstraites, *lisez :* les déno-
                    minations abstraites.
    22,   1, *au lieu de* pour lesquels n'existe, *lisez :* pour lesquels
                    il n'existe.
    23,   20, *au lieu de* tout cela serait, *lisez :* tout cela ferait.
    43,   1, *au lieu de* tout aussi bien, *lisez :* sont aussi bien.
    45,   15 de la note, *au lieu de* que notre amour ne nous, *lisez :*
                    que notre amour-propre ne nous.
    46,   19 de la note, *au lieu de* la flamme de Wilis, *lisez :* la flamme
                    vitale de Willis.
    70,   21, *au lieu de* à cet objet, *lisez :* à ce sujet.
    75,   25, *au lieu de* Wilis, *lisez* Willis.
    81,   7 de la note, *au lieu de* toute la célébrité dont jouit cet
                    habile expérimentateur, *lisez :* toute la publicité qu'elles
                    méritent.
    82,   2, *au lieu de* chacune leurs, *lisez :* chacune ses.
    95,   3, *au lieu de* par des nouvelles données, *lisez :* par de
                    nouvelles données.
   134,   15, *au lieu de* Sthal, *lisez :* Stahl.

TABLE DES MATIÈRES.

SECTION QUATRIÈME.

SECTION CINQUIÈME.

SECTION SIXIÈME.

SECTION SEPTIÈME.